échelles d'évaluation des états d'anxiété, de dépression, de manie, de schizophrénie

Correspondance avec les syndromes du DSM III

CHEZ LE MÊME ÉDITEUR

Dans la même collection

L'HYSTÉRIQUE, LE SEXE ET LE MÉDECIN, par L. ISRAËL, 1985, 6e tirage, 264 pages.

PSYCHOTHÉRAPIES MÉDICALES, sous la direction de J. GUYOTAT.
Tome 1 : Aspects théoriques, techniques et de formation. 1978, 276 pages, 1 figure.
Tome 2 : Situations de pratique médicale. 1978, 236 pages.

LA PSYCHOLOGIE D'ADLER. Théorie et applications, par H. SCHAFFER, 1976, 240 pages.

CHOIX DE TEXTES DE FREUD, choisis par M.T. LAVEYSSIÈRE. 1984, 2e tirage, 256 pages.

LE COUPLE MALADE, par G. MAUREY. 1977, 152 pages.

LES THÉRAPIES COMPORTEMENTALES. Stratégies du changement, par J. COTTRAUX. 1984, 2e tirage, 200 pages, 7 schémas, 24 tableaux.

MORT, NAISSANCE ET FILIATION. Etudes de psychopathologie sur le lien de filiation, par J. GUYOTAT. 1980, 184 pages.

PSYCHOSOMATIQUE ET MÉDECINE COMPORTEMENTALE. Etudes de cas, par J. COTTRAUX. 1981, 224 pages, 20 figures.

LES TENTATIVES DE SUICIDE DES ADOLESCENTS, par F. LADAME. 1987, 2e tirage, 108 pages.

PSYCHIATRIE D'URGENCE. Médecine de la crise, sous la direction de M. DEBOUT. 1981, 168 pages, 2 figures.

PSYCHOPÉDAGOGIE DE L'ENFANT PSYCHOTIQUE, par J.P. FAVRE, M. MIDENET, A. et M. COUDROT, 1985, 2e édition revue et complétée, 256 pages.

L'ABORD PSYCHOSOMATIQUE EN GASTRO-ENTÉROLOGIE, par S. BONFILS, J.C. HACHETTE et O. DANNE. 1982, 248 pages, 4 figures, 26 tableaux.

LE PSYCHIATRE ET SON MALADE EN PRATIQUE QUOTIDIENNE, par G. BESANÇON. 1983, 160 pages.

L'EXPÉRIENCE HALLUCINOGÈNE, par J.P. VALLA. Préface de L. CROCQ. 1983, 232 pages.

LA NOURRITURE, LA SOCIÉTÉ ET LE MÉDECIN, par M. LAXENAIRE. 1983, 176 pages.

LE RÊVE ET SES FONCTIONS, par J. PICAT. 1984, 144 pages, 7 figures.

PSYCHOSES ET AUTISME DE L'ENFANT. Clinique et traitement, sous la direction de R. de VILLARD. 1984, 184 pages.

INITIATION À LA PSYCHIATRIE, par L. ISRAËL. 1985, 2e tirage, 288 pages.

DÉVELOPPEMENT AFFECTIF ET INTELLECTUEL DE L'ENFANT, sous la direction de B. GOLSE. 1985, 304 pages, 3 figures.

LE STRESS PERMANENT, par P. et H. LOO. 1986, 128 pages, 7 figures.

LES PERSPECTIVES DE LA PSYCHIATRIE, par P.R. Mc. HUGH et P.R. SLAVNEY. Traduit de l'américain par M. BOURGEOIS. 1986, 192 pages, 4 figures.

L'ENNUI OU LA DOULEUR DU TEMPS, par M. HUGUET. 1987, 216 pages.

L'APPROCHE THÉRAPEUTIQUE DE LA FAMILLE, par G. SALEM. 1987, 192 pages, 6 figures, 4 tableaux.

THÉRAPIE COGNITIVE DE LA DÉPRESSION, par I.M. BLACKBURN, J. COTTRAUX. 1988, 216 pages.

STRATÉGIES ÉDUCATIVES DE L'AUTISME, par E. SCHOPLER, M. LANSING et R.J. REICHLER. Traduit de l'anglais par C. MILCENT. 1988, 248 pages.

AUTISME DU NOURRISSON ET DU JEUNE ENFANT, par D. SAUVAGE et collaborateurs. 1988, 2e édition augmentée, 224 pages.

THÉRAPIES COMPORTEMENTALES EN PSYCHIATRIE, par J. LEVEAU, E. GRIEZ et J.B. MAZEL. 1989, 160 pages.

DICTIONNAIRE TAXINOMIQUE DE PSYCHIATRIE par J. GARRABÉ, 1989, 248 pages.

COLLECTION MÉDECINE ET PSYCHOTHÉRAPIE

échelles d'évaluation des états d'anxiété, de dépression, de manie, de schizophrénie

Correspondance avec les syndromes du DSM III

par

P. BECH, M. KASTRUP,
O.J. RAFAELSEN

traduit de l'Anglais par
O. CHAMBON, F. PONCET, L. KISS

PRÉFACE DU Pr P. PICHOT

MASSON
Paris Milan Barcelone Mexico
1989

Traduction autorisée de l'ouvrage publié en langue anglaise sous le titre : *Mini-compendium of rating scales for states of anxiety, depression, mania, schizophrenia with corresponding DSM III syndromes.*

ISBN : 2-225-81622-0
ISSN : 0398-6756

Masson S.A. — 120, bd Saint-Germain, 75280 Paris Cedex 06
Masson Italia Editori S.p.A. — Via Statuto, 2/4, 20121 Milano
Masson S.A. — Balmes 151, 08008 Barcelona
Masson Editores — Dakota 383, Colonia Napoles, 03810 Mexico D.F.

préface
à l'édition française

Le rôle important qu'ont joué les pays scandinaves dans le développement d'instruments d'évaluation de la symptomatologie psychiatrique est souvent méconnu. En 1960, l'année même où Max HAMILTON *publiait son échelle de dépression qui devait connaître une fortune durable, paraissait un ouvrage suédois consacré à l'étude de l'efficacité relative des différentes modifications de la convulsivothérapie. Un chapitre, rédigé par B.* CRONHOLM, *alors titulaire de la chaire de psychiatrie de Stockholm, et par J.O.* OTTOSON, *y présentait une échelle d'évaluation de la dépression, constituée de huit items, chacun d'entre eux étant coté en quatre degrés d'intensité. Ses propriétés métrologiques étaient excellentes et elle fut ultérieurement appliquée en Suède dans des travaux de recherche, par exemple dans l'étude princeps de M.* ÅSBERG *sur les relations entre taux sanguin des antidépresseurs et efficacité thérapeutique. Modifiée en 1973 pour améliorer sa sensibilité, elle fut à l'origine de versions danoise et anglaise (*ÅSBERG, KRAGH-SORENSEN, MINDHAM *et* TUCK*) dont l'équivalence avec la version suédoise fut démontrée (*CRONHOLM, SCHALLING *et* ÅSBERG, *1974). Le même groupe de chercheurs développa en 1978 la « Comprehensive psychopathological Rating Scale » (*ÅSBERG *et al.) et, à partir de cet instrument, en collaboration avec* MONTGOMERY *en Angleterre, la « Montgomery Åsberg Depression Rating Scale » ou MADRS (1979), dont les items avaient été sélectionnés en fonction de leur sensibilité à la thérapeutique antidépressive. La MADRS connaît aujourd'hui une large application dans notre pays.*

Au Danemark, où la recherche psychopharmacologique était très active, le besoin s'était fait sentir d'instruments spécifiques. Per BECH, *à partir de 1973, se consacra à leur développement dans le cadre de l'Institut de Psychochimie du Rigshospitalet de l'Université de Copenhague, dirigé par le Professeur O.* RAFAELSEN. *En 1981, il publiait un volume : « Rating Scales for Affective Disorders : Their Validity and Consistency ». Synthèse de neuf publications antérieures, ce travail, couronné par l'attribution d'une distinction scientifique internationale, le Prix de la Fondation Anna-Monika, non seulement décrivait des échelles originales : la « Bech-Rafaelsen Melancholia Scale » (BRMES) et la « Bech-Rafaelsen Mania Scale » (BRMAS), mais aussi soumettait à une analyse critique des échelles existantes comme l'échelle de dépression de Hamilton. Il appliquait à cette révision une technique nouvelle : le statisticien Rasch avait mis au point, à partir de 1960, dans le cadre de l'Institut danois de recherche en éducation, un modèle statistique applicable à la construction d'échelles. Le « modèle de Rasch » est basé sur un système logique répondant aux conditions fondamentales de comparaisons objectives entre personnes et items dans une échelle. Adopté immédiatement en Angleterre dans la construction de tests d'intelligence, il permet de sélectionner les items constitutifs d'une échelle de manière à assurer à celle-ci des propriétés métriques non déterminables par d'autres méthodes.*

La contribution de l'école de Copenhague ne s'est pas limitée à l'introduction de cette technique complexe. O. Rafaelsen et P. Bech ont pris conscience de la nécessité de mettre à la disposition des praticiens, non obligatoirement versés dans les subtilités de la méthodologie statistique, d'instruments d'emploi simple, présentés de manière concrète sans exposé des considérations théoriques qui ont abouti à leur réalisation. C'est à ces préoccupations que répond le présent volume qui constitue un manuel de base pour les psychiatres désirant utiliser des échelles d'évaluation en psychiatrie. La diffusion du DSM-III depuis 1980 rendait utile une articulation précise entre échelles et syndromes décrits dans le système nosologique sur la base de critères diagnostiques. Pour cette raison, les auteurs ont étendu leur sélection d'échelles au-delà des états dépressifs et maniaques auxquels ils avaient consacré leurs recherches initiales, et inclu l'échelle d'Anxiété de Hamilton (HAS) et la BPRS qui couvre l'ensemble de la symptomatologie psychotique et est probablement l'instrument le plus utilisé dans le monde. Des modifications ont été introduites : ainsi l'échelle de Hamilton a été combinée avec l'échelle de Copenhague (MES) pour la mesure de la dépression et, pour chaque instrument, les instructions pour la cotation des items ont été modifiées par rapport aux versions originales afin d'améliorer leur précision. D'autre part, des indications claires sont données, en tenant compte des critères diagnostiques du DSM-III, sur l'applicabilité de chaque échelle à l'appréciation de la présence et de l'intensité des symptômes dans une série de catégories nosologiques : Dépression, Manie, Trouble, panique, Anxiété généralisée, Trouble schizo-affectif, Schizophrénie.

Le volume est, dans sa concision, un instrument de référence. Son emploi est facile même pour un praticien peu entraîné au maniement des méthodes quantitatives. Sa réalisation par l'équipe du Professeur O. RAFAELSEN*, dont on a récemment déploré la mort prématurée, est un nouveau témoignage de la qualité des travaux scandinaves dans le développement d'instruments d'évaluation de la symptomatologie psychiatrique.*

P. PICHOT

avant-propos

Les concepts cliniques d'états anxieux, dépressifs, maniaques et schizophréniques sont les plus fréquents au sein des troubles psychiatriques non organiques. Dans leur pratique quotidienne, les psychiatres semblent très habitués au maniement de ces concepts lorsqu'ils évaluent pour chaque patient le niveau d'anxiété, de dépression, de manie ou de « schizophrénie ».

Si ces concepts cliniques sous-entendent des choix thérapeutiques très différents les uns des autres comme par exemple des traitements anxiolytiques, antidépresseurs ou antimaniaques, de nombreux travaux ont montré que ces concepts sont tellement flous et difficiles que les psychiatres sont souvent en désaccord pour faire entrer leurs patients dans des catégories précises.

Ce petit ouvrage tente de proposer des définitions explicites, opérationnelles pour chacun de ces quatre concepts cliniques, en référence aux échelles d'évaluation internationalement reconnues ou aux procédures de recueil de données standardisées. En donnant des valeurs-seuils précises pour chaque échelle, nous avons choisi une approche nomothétique, admettant ainsi que des psychiatres différents soient capables d'obtenir une fidélité inter-juges acceptable en utilisant les échelles cliniques que nous proposons. Il en découle que tous les cotateurs sont par essence interchangeables. Un autre intérêt est la possibilité de faire des études multicentriques ou même multinationales impliquant par conséquent une plus grande valeur aux tests statistiques.

Cependant, il n'existe aucune règle pour décider du niveau acceptable de fidélité inter-juges. Est-ce qu'une concordance entre psychiatres de 85 % est acceptable ? Ne pourra-t-on jamais atteindre une concordance de 100 % entre examinateurs ? En raison de nos difficultés à pouvoir répondre à de telles questions, il nous est apparu important d'utiliser une approche idéographique reconnaissant les grandes différences d'appréciation entre psychiatres. Nous avons fait des études préliminaires pour vérifier si de telles différences étaient quantifiables. Cependant, mêmes les moyens idéographiques nécessitent des définitions strictes des items et un large consensus comme nous l'avons fait dans ce livre. Néanmoins, cette approche des échelles d'évaluation reste encore expérimentale ; c'est pourquoi nous avons décidé de ne pas en parler. Nous réservons cette approche pour une future édition.

Depuis nos premières versions d'échelles, présentées il y a plus de dix ans, de légères corrections ont été apportées sur certains termes ou exemples illustrant les degrés d'atteinte, modérée, moyenne ou sévère. Ces exemples ne sont pas en eux-mêmes des définitions. Nous nous sommes appliqués pour chaque définition et domaine d'application des items à ce que les modifications apportées restent toujours compatibles avec les versions originales des échelles. Les recommandations pour la cotation et les glossaires de définitions concernant les échelles d'anxiété et de dépression d'Hamilton ont été élaborés après de fructueuses discussions avec Max HAMILTON *qui a fait de très heureuses suggestions lors de la préparation de cet ouvrage.*

P. BECH, M. KASTRUP, O.J. RAFAELSEN

Table des matières

1

considérations générales sur la quantification des états psychopathologiques

Le problème général de la quantification des états psychopathologiques tels que l'anxiété, la dépression, la manie et la schizophrénie a beaucoup été étudié ces vingt-cinq dernières années.

Plusieurs types d'échelles ont été développées ou étudiées. Parmi les échelles d'observation, les types suivants ont été considérés :

— les échelles de cotation de type Likert,
— les échelles analogiques ou graphiques,
— les échelles continues ou visuelles analogiques (VAS),
— les échelles analogiques discrètes (DISCAN).

Echelles d'évaluation de type Likert ou échelles catégorielles

Ces échelles catégorielles sont habituellement mentionnées sous le nom d'« échelles Likert » depuis que Likert [1] les a introduites il y a cinquante ans. Il est intéressant de constater que Likert préconisait déjà que le nombre de catégories à l'intérieur de chaque item soit de cinq. Avec ce type d'échelle, les cinq catégories « Absent », « Peu », « Moyen », « Important », « Extrêmement important », se voient attribuer respectivement les scores 0, 1, 2, 3, 4.

Cependant, dans leur essence, ces cinq nombres sont encore des données catégorielles. La méthode la plus appropriée pour démontrer que les cinq catégories peuvent être transformées en nombre est l'analyse de Rasch [2]. Nous avons trouvé, lors de nos études sur l'échelle de dépression d'Hamilton (HDS [3]), que certains des items ne satisfaisaient pas les critères de Rasch [4].

Sur cette base, nous avons modifié l'HDS. L'échelle de mélancolie* (MES) est une échelle de type Likert, comprenant onze items, dans laquelle chaque item peut prendre comme valeur l'un des cinq nombres cités précédemment [5]. Il a été montré récemment que la MES** est conforme aux critères de Rasch [6].

L'échelle d'anxiété d'Hamilton (HAS [7]) est aussi une échelle de type Likert avec cinq catégories pour chaque item. Nous avons mis au point des critères explicites pour chaque item de la HAS [8]. A partir de nos études sur les échelles de manie, nous avons développé une échelle fiable à 11 items, l'échelle de manie (MAS [9]), avec cinq catégories pour chaque item.

L'échelle d'évaluation des états schizophréniques la plus fréquemment utilisée est l'échelle abrégée d'appréciation psychiatrique (BPRS [10]). C'est une échelle de type Likert à 18 items avec sept catégories pour chaque item. Cependant, dans nos études préliminaires, nous avons réduit le nombre de catégories pour chaque item à cinq, à l'instar des échelles

---

* N.D.T. : Dans une de ses publications [5], Bech précise que le terme « mélancolie » est utilisé comme synonyme de « dépression » recouvrant toutes les formes de dépression pathologique : aiguë ou chronique, légère ou sévère, au contraire de l'utilisation parfois faite du terme « mélancolie » comme synonyme de « dépression majeure ».

** Chambon et coll. ont réalisé la traduction française, la validation et l'analyse en composantes principales de la MES sur un échantillon français d'épisodes dépressifs majeurs DSM III (Chambon O., Poncet F., Kiss L., Milani D., Cottraux J. Adaptation française, validation et analyse factorielle de l'échelle de mélancolie de Bech et Rafaelsen, 1988 — en cours de publication).

de mélancolie ou de manie. Les résultats [11] montrent que notre version remaniée de la BPRS est fiable. Enfin des études testant la BPRS par une analyse de Rasch sont en cours.

Lors de l'utilisation d'échelles de type Likert, comme l'HDS ou l'HAS, dans des protocoles d'essais d'antidépresseurs ou de médications anxiolytiques, on se sert surtout de statistiques basées sur des scores moyens (moyenne, pourcentage). Cependant le score moyen ne s'applique à aucun patient pris individuellement. Le score moyen ne décrit d'ailleurs pas plus l'efficacité du traitement sur un groupe de patients. Hamilton [12] a montré que la réponse d'un état dépressif au traitement était souvent une réponse en tout ou rien et nous avons donc pensé qu'il était plus judicieux de signaler le pourcentage de réponses totales, de réponses partielles, ou de non réponses de semaine en semaine lors d'un essai thérapeutique [13]. En conséquence, pour chacune des échelles d'évaluation choisie, nous avons défini des seuils d'absence, de présence probable, de présence certaine de la pathologie recherchée. Par la suite, quand nous utiliserons des termes comme « absence de dépression » ou « absence d'anxiété », cela signifiera que le score obtenu sur l'échelle d'évaluation est dans les limites de la normale. Lors de l'évaluation clinique de la dépression ou de l'anxiété, l'examinateur devrait cependant toujours essayer de laisser le patient exprimer le changement en fonction de son mode de vie habituel.

Echelles analogiques ou échelles graphiques

Ces échelles ont été décrites en détail par Guilford [14]. Leur présentation connaît de nombreuses variantes étant donné qu'il existe plusieurs façons d'utiliser une ligne droite et d'y associer des mots clefs comme aide à la cotation. La ligne peut être continue (échelle visuelle analogique) ou segmentée en unités (échelle discrète).

1° Les échelles visuelles analogiques (VAS)

Ces échelles sont des lignes continues indiquant la dimension qui est étudiée. La ligne peut être placée verticalement (type thermomètre) ou horizontalement. Nous avons préféré utiliser une ligne horizontale de 10 cm et nous avons placé des mots clefs descriptifs à chaque extrémité de la ligne (voir fiches de cotation II à VI). Ces échelles sont très répandues parce qu'elles sont faciles à gérer, rapidement remplies et l'examinateur ne s'embarrasse pas de nombres.

Cependant, un des désavantages de ces échelles est qu'elles sont traitées statistiquement comme des échelles d'intervalles alors que les examinateurs n'ont pas utilisé de nombres.

La fidélité inter-examinateur de notre échelle visuelle analogique de dépression s'est révélée moins bonne que celle de l'échelle de mélancolie [15]. D'un autre côté, comme le montrent Zeally et Aitken [16], quand on évalue une réponse thérapeutique, il est important de connaître les évaluations globales faites par des psychiatres expérimentés.

Lors de nos premières études de validité des échelles de cotation pour la dépression et la manie, nous nous sommes servis (tableau 1) d'une échelle d'évaluation clinique globale permettant de donner un score allant de 0 à 10 (11 points) [17].

Cette échelle essaie de combiner quelques indications sémantiques (mots guides) avec une échelle numérique. Ainsi que l'a montré Huskisson [18], il est intéressant de constater que quand des mots guides comme « léger, moyen, sévère » sont inclus dans une échelle graphique (type thermomètre), les niveaux correspondant aux mots guides sont utilisés par la majorité des individus.

En dépit de ces considérations, nous avons décidé d'utiliser une échelle visuelle analogique telle qu'elle est présentée sur les fiches II à VI.

2° Echelles analogiques discrètes (DISCAN)

Cette méthode est basée sur un système de comparaisons répétées utilisant les échelles analogiques discrètes (DISCAN).

TABLEAU 1

ECHELLE D'ÉVALUATION CLINIQUE GLOBALE
DE LA SÉVÉRITÉ DES ÉTATS DÉPRESSIFS

CATÉGORIE	SCORE
Absence de dépression	0
	1
Dépression légère	2
	3
	4
Dépression moyenne	5
	6
	7
Dépression sévère	8
	9
	10

Ces échelles ont été décrites par Singh et Bilsbury [19]. Ils ont considéré les échelles de type Likert et l'échelle visuelle analogique comme des variantes des échelles DISCAN. L'échelle d'évaluation globale du tableau 1 est, en un sens, une échelle DISCAN. Cependant le système de comparaisons répétées est l'essence de l'échelle DISCAN et semble permettre une grande sensibilité. Pour l'ensemble des échelles DISCAN, il semble que les patients peuvent faire la différence entre 14 degrés dans un trouble psychologique comme la douleur. Cependant, quand on réunit les scores de plusieurs patients, on doit supposer que le score d'un patient est équivalent à celui d'un autre. Les échelles DISCAN remplies par le patient ont comme principale indication, l'évaluation d'un symptôme cible comme la douleur dans un protocole expérimental à cas unique. Une échelle DISCAN comme celle du tableau 1, lorsqu'elle est utilisée par un observateur, peut être considérée comme une alternative à la VAS.

Conclusion

Nous avons esquissé les principes inhérents aux échelles type Likert et aux échelles analogiques. Dans ce travail, nous avons sélectionné des échelles de cotation de type Likert pour l'anxiété, la dépression, la manie et la schizophrénie [20]. Nous avons aussi jugé important d'inclure une évaluation clinique globale, sous forme d'une échelle visuelle analogique (VAS), lors de l'évaluation de ces états psychopathologiques.

Les échelles d'auto-évaluation de type DISCAN ont pour principales indications les protocoles de recherche à cas unique mais une hétéro-évaluation par échelle DISCAN (tableau 1) représente une alternative à la VAS. Les principes explicites de quantification des états psychopathologiques des échelles de type Likert ont été introduits dans le DSM III [21]. Nous avons donc inclus les critères du DSM III (voir fiches II à VI) qui doivent être considérés comme une variante d'une échelle Likert. Nous tenons à souligner que, dans notre esprit, les critères du DSM III n'ont pas de valeur diagnostique. Lorsque l'on établit un diagnostic, par exemple lorsqu'on se sert de l'ICD 9 [22], le regroupement des signes en syndromes n'est pas suffisant. Les axes évaluant la personnalité (explorant la dimension névrotique) ou bien les facteurs de stress psycho-sociaux (explorant la dimension psychogénétique) doivent toujours être pris en compte.

2

échelles de cotation des états psychopathologiques

Les échelles retenues dans ce travail évaluent les états d'anxiété, dépression, manie et schizophrénie :

— échelle d'anxiété d'Hamilton (HAS) ;
— échelle de dépression d'Hamilton (HDS) ;
— échelle de mélancolie (MES) ;
— échelle de manie (MAS) ;
— échelle abrégée d'appréciation psychiatrique (BPRS).

Ces échelles ont été sélectionnées parce que l'usage a montré qu'elles permettaient d'apprécier de façon pertinente les changements survenant chez les patients. Ce ne sont pas des échelles diagnostiques. Leurs fonctions principales, en tant qu'échelles permettant de mesurer la sévérité des états psychopathologiques, sont d'indiquer quand un traitement est nécessaire et quand un traitement peut être arrêté.

Les échelles les plus anciennes (HAS, HDS, BPRS) furent publiées au départ sans que leurs items remplissent suffisamment les critères de Guilford [14]. Il existe donc plusieurs versions différentes de ces échelles. Les versions les plus couramment utilisées, au moins en dehors de la Scandinavie, sont l'HAM-A (Echelle d'anxiété d'Hamilton), l'HAM-D (échelle de dépression d'Hamilton) et la BPRS à sept catégories, qui ont été publiées dans le système Américain ECDEU [23] et le système Allemand CIPS [24]. L'utilisation de ces systèmes n'est cependant pas satisfaisante car ils ne remplissent pas les critères de Guilford.

L'échelle de manie et l'échelle de mélancolie remplissent les critères de Guilford et ces deux échelles font partie du système d'échelle de cotation du WHO [25]. Dans ce travail, nous nous sommes efforcés de modifier l'HAS, l'HDS, et la BPRS afin qu'elles satisfassent aux critères de Guilford. Ensuite, nous avons donné quelques règles d'utilisation de ces cinq échelles non seulement en donnant des définitions pratiques des items mais aussi en précisant les combinaisons d'items permettant de porter un diagnostic. A l'inverse de l'utilisation initiale de l'HDS, les définitions de tous les items sont valables pour les deux sexes. En pratique, cependant, nous nous référerons à un patient de sexe masculin dans les glossaires. De plus, nous avons indiqué les critères du DSM III [21] pour les syndromes correspondants.

Lorsque l'on veut faire un inventaire complet de la psychopathologie, il faut, au cours de l'entretien, respecter l'ordre suivant pour remplir les cinq échelles : commencer par remplir la fiche I qui permet l'identification du patient et de l'examinateur ; finir par cette fiche I en évaluant la validité de l'entretien ; entre les deux, utiliser les échelles nécessaires à l'étude (fiches II à VII).

Echelle d'anxiété d'Hamilton (HAS)

Comme nous l'avons montré par ailleurs [8], il n'est pas possible d'utiliser l'HAS originelle chez des patients présentant des attaques de panique parce qu'il n'y a pas de recommandations permettant la distinction entre attaque d'anxiété et anxiété généralisée ou persistante. Nous conseillons donc cette procédure :

1° Attaques de panique (HAS-P)

L'échelle d'anxiété d'Hamilton telle qu'elle est présentée dans la fiche II permet d'évaluer les attaques de panique. On définit une attaque de panique spontanée comme une attaque d'anxiété se développant en à peu près dix minutes, survenant sans ou avec peu de facteurs de stress associés, et comprenant au moins trois des symptômes d'anxiété cités dans la fiche II de A à L. On enregistre le nombre d'attaques de panique durant les trois dernières semaines (lors des cotations hebdomadaires, pendant un essai thérapeutique, on enregistre le nombre d'attaques survenues dans la semaine précédente).

On complète l'HAS-P par l'évaluation de l'attaque « moyenne ». Enfin, on note si les critères du DSM III, tels qu'ils sont indiqués dans la fiche II, sont remplis.

2° Anxiété généralisée (HAS-G)

S'il y a eu des attaques de panique lors des trois jours précédant, le clinicien doit s'enquérir des symptômes d'anxiété survenus entre les attaques. Dans de tels cas, ou s'il n'y a pas eu d'attaques, le clinicien se sert de l'HAS pour évaluer l'anxiété généralisée (HAS-G). Les critères du DSM III pour l'anxiété généralisée sont indiqués dans la fiche III.

Les critères de l'HAS pour l'anxiété généralisée sont :

— un score global de 0 à 5 = absence d'anxiété ;
— un score global de 6 à 14 = anxiété mineure ;
— un score global supérieur ou égal à 15 = anxiété majeure.

Echelle de dépression d'Hamilton (HDS) et échelle de mélancolie (MES)

Durant la partie de l'entretien correspondant à la fiche III, quelques symptômes de dépression ont été évalués. La fiche IV couvre le champ de la dépression. Les 17 premiers items constituent la version originale de l'échelle de dépression d'Hamilton (HDS). Les 6 items supplémentaires (18 à 23) forment, avec certains des items de l'HDS, l'échelle de mélancolie et la dépression majeure selon le DSM III. Les critères du DSM III pour la dépression majeure sont indiqués sur la fiche IV.

Les critères de l'HDS pour la dépression sont :

— un score global de 0 à 7 = absence de dépression ;
— un score global de 8 à 15 = dépression mineure ;
— un score global de 16 ou plus = dépression majeure.

La sous-échelle à six items de l'HDS [5], regroupant les items a à f de l'HDS comme l'indique la fiche IV, présente les critères suivants :

son score global de 0 à 3 = absence de dépression ;
son score global de 4 à 8 = dépression mineure ;
son score global de 9 ou plus = dépression majeure.

Les critères de la MES pour la dépression sont :

— un score global de 0 à 5 = absence de dépression ;
— un score global de 6 à 14 = dépression légère ;
— un score global de 15 ou plus = dépression majeure.

Echelle de manie (MAS)

S'il existe des symptômes de manie, l'échelle de manie doit être utilisée. Les critères du DSM III pour la manie sont indiqués dans la fiche V.

Les critères de la MAS pour la manie sont :

— un score global de 0 à 5 = absence de manie ;
— un score global de 6 à 14 = hypomanie ;
— un score global de 15 ou plus = manie.

Echelle abrégée d'appréciation psychiatrique (BPRS)

Bien que la BPRS comprenne aussi des symptômes de dépression (items 1, 2, 5, 6, 9 et 13), l'échelle a été construite essentiellement pour l'évaluation des états schizophréniques. La note globale de l'échelle doit donc être considérée comme une appréciation d'un état schizo-affectif et les scores seuils sont :

— un score global de 0 à 9 = absence d'état schizo-affectif ;
— un score global de 10 à 20 = état schizo-affectif probable ;
— un score global supérieur ou égal à 21 = état schizo-affectif.

Quant on veut évaluer les états schizophréniques, il faut faire la somme des 12 items de schizophrénie (voir fiche VI). Les critères du DSM III pour la symptomatologie schizophrénique ont été indiqués sur la fiche VI.

3

cercle de syndromes cliniques (CSC)

Dans la fiche VII, les quatre catégories anxiété, dépression, manie et schizophrénie ont été ordonnées sur un cercle. Ces quatre syndromes sont ainsi reliés pour mettre en évidence que des syndromes contigus possèdent quelques caractéristiques communes. Chaque syndrome a plus de ressemblance avec chacun des deux syndromes qui l'entourent qu'avec tous les autres syndromes du cercle.

L'anxiété correspond au chiffre 0 ou 12, la dépression au chiffre 3, la manie au chiffre 6 et la schizophrénie au chiffre 9. Ces syndromes présentent des états intermédiaires. Quand l'anxiété fait partie d'une dépression, elle peut être cotée 0 ou 1 ou 2, 0 correspondant à une anxiété probable, 1 à une anxiété en l'absence de dépression, 2 à un état mixte anxio-dépressif ou dysthymique, 3 à une dépression, 4 à une dépression avec quelques symptômes d'hypomanie, 5 à une manie avec quelques symptômes de dépression, 6 à une manie, 7 à une manie avec quelques symptômes de schizophrénie, 8 à une schizophrénie avec quelques symptômes de manie, 9 à une schizophrénie, 10 à une schizophrénie avec quelques caractéristiques de la pathologie borderline (état limite), 11 à une pathologie comportant plus de caractéristiques de l'état border-line que de l'état schizophrénique et 12 à un complexe anxiété-état border-line flou.

Grâce au cercle de syndromes cliniques (CSC), le clinicien peut émettre un diagnostic en tenant compte de toutes les observations qu'il a pu faire lors de la cotation. Cette évaluation porte sur une période rétrospective plus longue que celle des échelles de symptômes ; c'est donc une évaluation longitudinale. L'évaluation clinique se termine par le diagnostic sur le CSC.

4

fiches de cotation

FICHE I

Patient :	n° de code :
Date de naissance :	n° de Sécurité Sociale :
NOM :	
Prénom :	
Date de cotation :	Examinateur :
Recherche n° :	Examinateur n° :

Evaluation finale de l'examinateur sur la validité de l'entretien :
Comparé à d'autres patients, quelle fut la qualité de la collaboration du sujet durant l'entretien ? (utiliser A ou B — choisir celle qui caractérise le mieux le patient).

A 0 : ne semble pas réclamer l'attention
1 : légère tendance à s'exhiber, légère tendance à simuler les symptômes
2 : simulation évidente, volonté exagérée de décrire ses symptômes, tendance à dire toujours oui.

B 0 : ne semble pas réclamer l'attention
1 : légère tendance à dissimuler, à « laisser le docteur en juger ».
2 : dissimulation évidente, néglige les symptômes, tendance à dire toujours non.

Validité de l'entretien : A (0 – 2)
B (0 – 2).

FICHE II
HAS-P

Crise d'angoisse (DSM III : **attaque de panique**)
Définie par l'échelle d'anxiété d'Hamilton.

Une attaque de panique selon le DSM III se manifeste par une période délimitée de crainte ou de peur et comporte au moins quatre des symptômes suivant au cours de chaque attaque :

A, dyspnée ;
B, palpitations ;
C, douleur ou gêne thoracique
D, sensation d'étouffement ou d'étranglement
E, étourdissement, vertige, ou sensation d'instabilité
F, sensation d'irréalité
G, paresthésies ;
H, bouffées de chaud et de froid ;
I, transpiration ;
J, impression d'évanouissement ;
K, tremblements ou secousses musculaires
L, peur de mourir, de devenir fou ou de commettre un acte incontrôlé.

L'échelle d'anxiété d'Hamilton (HAS-P) peut être utilisée pour évaluer la sévérité de l'attaque « moyenne », c'est-à-dire l'attaque typique de la période étudiée (3 semaines à la première cotation, et la semaine précédente lors des cotations hebdomadaires). L'HAS-P définit la crise d'angoisse majeure par un score de 2 ou plus à l'item 1 et un score de 2 ou plus à trois des items suivants : 2, 8, 9, 10, 13.

DSM III	N° ITEM	NOTE
	1 Anxiété	
K	2 Tension	
	3 Peurs	
	4 Insomnies	
	5 Difficultés de concentration et mauvaise mémoire	
	6 Humeur dépressive	
	7 Symptômes somatiques généraux (musculaires)	
G, H,	8 Symptômes somatiques généraux (sensoriels)	
B,J,	9 Symptômes cardiovasculaires	
A, C, D,	10 Symptômes respiratoires	
	11 Symptômes gastro-intestinaux	
	12 Symptômes génito-urinaires	
E, I	13 Symptômes du système nerveux autonome	
	14 Comportement lors de l'entretien	
	NOTE GLOBALE	

Nombre de crises d'angoisse ☐ ☐
Les critères du DSM III sont-ils satisfaits ? ☐ oui = 1
Crise majeure selon l'HAS-P ☐ non = 0

Echelle visuelle analogique (attaque de panique)

Absence |______________________________| Extrême

FICHE III
HAS-G

Anxiété généralisée (DSM III) définie par l'échelle d'anxiété d'Hamilton

L'anxiété généralisée se manifeste par des symptômes d'au moins trois des quatre catégories (A à D) suivantes :

A, tension motrice ;
B, trouble neurovégétatif ;
C, attente craintive ;
D, exploration hypervigilante de l'environnement

L'HAS peut être utilisée pour l'évaluation des quatre catégories. La catégorie A inclut les items 2, 7 et 14. La catégorie B inclut les items 9, 10, 12 et 13. La catégorie C inclut les items 1 et 3. La catégorie D inclut les items 4 et 5.

L'utilisation de l'HAS-G pour évaluer l'anxiété généralisée selon le DSM III implique les considérations suivantes. Les catégories A, B, C et D sont présentes lorsqu'un des items correspondant est présent avec un score d'au moins 2.

DSM III	N° ITEM	NOTE
C	1. Anxiété	
A	2 Tension	
C	3 Peurs	
D	4 Insomnies	
D	5 Difficultés de concentration et mauvaise mémoire	
	6 Humeur dépressive	
A	7 Symptômes somatiques généraux (musculaires)	
B	8 Symptômes somatiques généraux (sensoriels)	
B	9 Symptômes cardiovasculaires	
B	10 Symptômes respiratoires	
B	11 Symptômes gastrointestinaux	
B	12 Symptômes génito-urinaires	
B	13 Symptômes du système nerveux autonome	
A	14 Comportement lors de l'entretien	
	NOTE GLOBALE	

Les critères d'anxiété généralisée du DSM III sont-ils satisfaits ? ☐ oui = 1 non = 0

Echelle visuelle analogique (anxiété généralisée)

Absence |______________________________| Extrême

FICHE IV
HDS/MES

Episode dépressif majeur (DSM III) défini par l'échelle de dépression d'Hamilton et l'échelle de mélancolie

Les critères du DSM III pour l'épisode dépressif majeur sont :

A, Humeur dysphorique ;
B (1), Anorexie ou perte significative de poids
B (2), Insomnie ;
B (3), Agitation ou ralentissement psychomoteur ;
B (4), Perte d'intérêt ou de plaisir ;
B (5), perte d'énergie, fatigue
B (6), autoaccusation ou culpabilité ;
B (7), diminution de l'aptitude à penser ou à se concentrer,
B (8), impulsions suicidaires

L'épisode dépressif majeur (DSM III) évalué par l'HDS/MES est défini par une note d'au moins 1 pour A et la présence d'au moins quatre items de B.

DSM III	N° ITEM		HDS	MES
A	1. Humeur dépressive	(0-4)	a__	__
B(6)	2. Autodépréciation et sentiments de culpabilité	(0-4)	b__	__
B(8)	3. Suicide	(0-4)	__	__
B(2)*	4. Insomnie du début de la nuit	(0-2)	__	
B(2)*	5. Insomnie du milieu de la nuit	(0-2)	__	
B(2)*	6. Insomnie du matin	(0-2)	__	
B(4)	7. Travail et intérêts	(0-4)	c__	__
B(3)**	8. Ralentissement général	(0-4)	d__	
B(3)	9. Agitation	(0-4)	__	
	10. Anxiété psychique	(0-4)	e__	__
	11. Anxiété somatique	(0-4)	__	
B(1)	12. Symptômes somatiques gastro-intestinaux	(0-2)	__	
B(5)***	13. Symptômes somatiques généraux	(0-2)	f__	
	14. Intérêt sexuel	(0-2)	__	
	15. Hypochondrie	(0-4)	__	
B(1)	16. Perte de poids	(0-2)	__	
	17. Prise de conscience	(0-2)	__	
B(2)*	18. Troubles du sommeil	(0-4)		__
**	19. Ralentissement moteur	(0-4)		__
**	20. Ralentissement verbal	(0-4)		__
B(7)**	21. Ralentissement intellectuel	(0-4)		__
**	22. Emoussement affectif	(0-4)		__
B(5)***	23. Fatigue et douleurs	(0-4)		__

Les critères d'épisode dépressif majeur du DSM III sont-ils satisfaits ? ☐ oui = 1 non = 0

HDS (a-f) ☐ ☐ MES ☐ ☐

HDS (1-17) ☐ ☐

Echelle visuelle analogique (dépression)

Absence |________________________| Extrême

* Items concernant l'insomnie ; ** Items concernant le ralentissement ; *** Items concernant la fatigue et la douleur.

FICHE V
MAS

Manie (DSM III) définie par l'échelle de manie

Les critères du DSM III pour la manie incluent les symptômes suivants :

A (1), Humeur exaltée ;
A (2), Irritabilité ;
B (1), Augmentation de l'activité motrice ;
B (2), Augmentation de l'activité verbale ;
B (3), Fuite des idées ;
B (4), augmentation de l'estime de soi ;
B (5), réduction du besoin de sommeil ;
B (6), distractibilité ;
B (7), implication excessive dans des activités sociales.

Si A (1) a une note plus élevée que A (2), trois items de B sont nécessaires pour satisfaire aux critères du DSM III pour la manie. Si A (2) a une note plus élevée que A (1), quatre items de B sont nécessaires.

DSM III	N° ITEM		NOTE
B(1)	1. Activité (motrice)	(0-4)	
B(2)	2. Activité (verbale)	(0-4)	
B(3/6)	3. Fuite des idées	(0-4)	
	4. Volume de la voix	(0-4)	
A(2)	5. Hostilité/Autodestruction	(0-4)	
A(1)	6. Humeur	(0-4)	
B(4)	7. Estime de soi	(0-4)	
	8. Contact	(0-4)	
B(5)	9. Sommeil	(0-4)	
B(7)	10. Intérêt sexuel	(0-4)	
	11. Activité (travail)	(0-4)	
	NOTE GLOBALE		

Les critères du DSM III pour la manie sont-ils satisfaits ? □ oui = 1 / non = 0

Echelle visuelle analogique (manie)

Absence |________________________________| Extrême

FICHE VI
BPRS

Schizophrénie (DSM III) définie par la BPRS

D = symptômes de dépression ; S = symptômes de schizophrénie.

Les critères de schizophrénie du DSM III incluent les symptômes suivants :
I, Idées délirantes bizarres (item 15),
II, Idées délirantes somatiques (item 1) ou mégalomaniaques (item 8) ;
III, Idées délirantes de persécution (item 11),
IV, Hallucinations auditives (item 12) ;
V, Incohérence (item 4) accompagnée d'au moins une des manifestations suivantes :
(a) Affect émoussé (item 3),
(b) Idées délirantes (items 1, 8, 11, 15) ou hallucinations (item 12),
(c) Comportement catatonique (item 7).

En utilisant la BPRS, une note d'au moins 3 à l'un des 5 symptômes du DSM III est nécessaire pour que l'on puisse porter le diagnostic de schizophrénie selon le DSM III.

DSM III	N° ITEM		NOTE
II/V(b)	1. Préoccupations somatiques (0-4)	D	
	2. Anxiété psychique (0-4)	D	
V(a)	3. Retrait affectif (0-4)	S	
V	4. Désorganisation conceptuelle (0-4)	S	
	5. Autodépréciation et sentiments de culpabilité	D	
	6. Tension (0-4)	D	
V(c)	7. Maniérisme et attitude (0-4)	S	
II/V(b)	8. Mégalomanie (0-4)	S	
	9. Tendance dépressive (0-4)	D	
	10. Hostilité (0-4)	S	
III/V(b)	11. Méfiance (0-4)	S	
IV/V(b)	12. Comportement hallucinatoire (0-4)	S	
	13. Ralentissement psychomoteur (0-4)	D	
	14. Non coopération (0-4)	S	
I/V(b)	15. Pensées inhabituelles (0-4)	S	
	16. Emoussement affectif ou affects inappropriés (0-4)	S	
	17. Excitation (0-4)	S	
	18. Désorientation et confusion (0-4)	S	
	Total S ☐ Total D ☐ Note globale	(S+D)	

Les critères du DSM III pour la schizophrénie sont-ils satisfaits ? ☐ oui = 1 non = 0

Echelle visuelle analogique (schizophrénie)

Absence |______________________________| Extrême

FICHE VII
CSC

ÉCHELLES	NOTE GLOBALE	DEGRÉ DE GRAVITÉ (selon le seuil) (0 = Absence 1 = Mineur 2 = Majeur)	VAS (0-100)	DSM III (0 = non satisfait 1 = satisfait)
HAS-P	□□	□	□□□	□ Attaque de panique
HAS-G	□□	□	□□□	□ Anxiété généralisée
HDS	□□	□	□□□	
HDS (a-f)	□□	□		
MES	□□	□	□□□	□ Dépression
MAS	□□	□	□□□	□ Manie
BPRS	□□	□	□□□	□ Trouble schizoaffectif
BPRS-S	□□	□	□□□	□ Schizophrénie

CERCLE DE SYNDROMES CLINIQUES □□

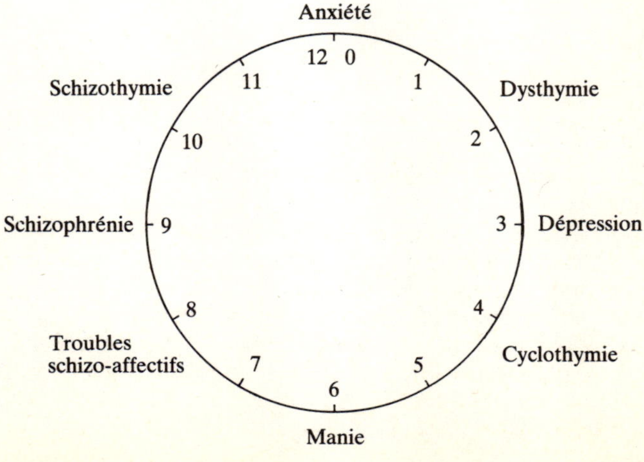

5

recommandations pour la cotation et glossaire de définitions

Echelle d'anxiété d'Hamilton (HAS)

Remarques générales

L'examinateur doit juger l'état du patient au moment de l'entretien lorsqu'il évalue la présence et l'intensité de chaque item. Mais seuls quelques-uns des 14 items sont des signes cliniques susceptibles d'être directement observés durant l'entretien. La majorité des items sont des symptômes (= plaintes du patient) et dans ce cas l'évaluation doit être basée sur l'état du patient lors des jours précédents (période minimum = 3 jours).

La durée de l'entretien ne doit pas dépasser 30 minutes. En principe, la technique de l'entretien n'est pas différente d'un entretien clinique habituel. On ne doit pas exercer de pression sur le patient, qui devrait, autant que possible, pouvoir expliquer sa situation avec ses propres mots. L'examinateur doit accepter des pauses spontanées car elles constituent un aspect important de l'observation du patient.

L'évaluation doit toujours se faire à heure fixe, entre 8 h et 9 h du matin pour éviter l'influence des variations circadiennes de la symptomatologie. L'échelle est semi-quantitative. Elle a été construite dans le seul but d'évaluer la sévérité de l'état clinique et ne doit pas être considérée comme un outil diagnostique. Quand l'échelle est appliquée plusieurs fois au même patient (par exemple toutes les semaines), chaque évaluation doit rester indépendante. L'examinateur doit donc éviter de regarder ou de se remémorer les entretiens précédents et de plus ne doit pas poser des questions sur des changements qui ont pu servenir par rapport au dernier entretien ; au contraire, il faut demander au patient de parler de son état de la semaine qui vient de s'écouler.

Pour tous les items, il est convenu que chaque niveau de l'échelle inclut les niveaux inférieurs, par exemple, un niveau 3 inclut les états des niveaux 2 et 1. Un fonctionnement normal est toujours coté 0. Pour en faciliter l'usage, chaque niveau a été défini comme suit :

Définitions

1° **Anxiété**

Cet item recouvre les états émotionnels d'incertitude quant au futur allant de l'inquiétude, le sentiment d'insécurité, l'irritabilité, l'appréhension jusqu'à une terreur impossible à maîtriser.

0 : le patient ne se sent ni plus ni moins en insécurité ou n'est pas plus irritable que d'habitude ;
1 : le patient se sent peut-être plus en insécurité ou est peut-être plus irritable que d'habitude ;
2 : le patient exprime plus clairement son anxiété, son appréhension ou son irritabilité, qu'il peut trouver difficile à contrôler. C'est cependant sans influence sur sa vie de tous les jours parce que le tourment n'a encore qu'un aspect mineur ;
3 : l'anxiété ou le sentiment d'insécurité sont parfois plus difficiles à contrôler parce que le patient se tourmente à propos

de graves torts ou préjudices qui pourraient lui arriver dans le futur. Par exemple : l'anxiété peut être vécue comme une panique, c'est-à-dire une terreur insurmontable. Cet état perturbe quelquefois sa vie de tous les jours ;
4 : le vécu de terreur est présent si fréquemment qu'il perturbe gravement la vie quotidienne du patient.

2° **Tension**

Cet item inclut l'incapacité à se relaxer, la nervosité, les tensions corporelles, les tremblements, l'incapacité à rester en place et la fatigue.

0 : le patient n'est ni plus ni moins tendu que d'habitude :
1 : le patient indique qu'il est un peu plus nerveux et tendu que d'habitude ;
2 : le patient exprime clairement qu'il est incapable de se relaxer, qu'il se sent habité par une agitation intérieure qu'il trouve difficile à contrôler, mais qui reste encore sans influence sur sa vie quotidienne ;
3 : l'agitation intérieure et la nervosité sont tellement intenses ou fréquentes qu'elles perturbent par moment le travail quotidien du patient ;
4 : la tension et l'agitation intérieure perturbent en permanence la vie et le travail quotidiens du patient.

3° **Peurs**

Un type d'anxiété qui augmente lorsque le patient se retrouve dans des situations particulières. De telles situations peuvent être représentées par des pièces ouvertes ou fermées, une file d'attente, un voyage en train ou en bus. Le patient peut éprouver un mieux-être en évitant de telles situations. Il est important de noter lors de cette évaluation si l'anxiété phobique a été plus prononcée durant le présent épisode qu'habituellement.

0 : absence ;
1 : doute quant à la présence ;
2 : le patient a ressenti une anxiété phobique mais a été capable de la contrôler ;

3 : le patient a eu des difficultés à vaincre ou à maîtriser son anxiété phobique qui a donc perturbé à un certain degré sa vie et son travail quotidiens ;
4 : l'anxiété phobique a sévèrement perturbé la vie et le travail quotidiens du patient.

4° Insomnies

Cet item inclut seulement l'expérience subjective du patient sur la longueur de son sommeil (heures de sommeil sur une période de 24 h) et la profondeur de son sommeil (sommeil superficiel et interrompu ou bien sommeil profond et stable). La cotation est basée sur les 3 nuits précédentes.

REMARQUE : on ne tient pas compte de l'administration d'hypnotiques ou de sédatifs.

0 : profondeur et durée de sommeil habituelles ;
1 : la durée du sommeil est peut-être légèrement diminuée (à cause de difficultés d'endormissement) mais la profondeur du sommeil n'est pas perturbée ;
2 : la profondeur du sommeil est à son tour perturbée, le sommeil étant plus superficiel. Le sommeil est globalement perturbé ;
3 : à la fois la durée et la profondeur du sommeil sont sévèrement perturbées. Le total des périodes de sommeil entrecoupé représente seulement quelques heures par jour ;
4 : il est difficile ici de déterminer la durée du sommeil car le sommeil est si léger que le patient ne rapporte que de courtes périodes d'assoupissement ou de somnolence mais pas vraiment de sommeil.

5° Difficultés de concentration et de mémoire

Cet item décrit les difficultés de concentration, de prise de décision lors des problèmes quotidiens, et de mémoire.

0 : le patient n'a ni plus ni moins de difficultés de concentration et/ou de mémoire que d'habitude ;
1 : le patient a peut-être de légères difficultés de concentration et/ou de mémoire ;

2 : même avec un grand effort, le patient a des difficultés à se concentrer sur son travail quotidien habituel ;
3 : difficultés plus prononcées de concentration, de mémoire ou de prise de décision. Par exemple, le patient a des difficultés à lire un article dans un journal ou à regarder du début à la fin une émission télévisée. Coter 3 tant que le manque de concentration ou l'affaiblissement de la mémoire ne perturbent pas nettement l'entretien ;
4 : le patient présente des difficultés de concentration et/ou de mémoire lors de l'entretien et/ou le patient ne parvient à des décisions qu'avec un temps de latence considérable.

6° **Humeur dépressive**

Cet item englobe les communications à la fois verbales et non verbales de tristesse, dépression, découragement, sentiment d'impuissance et désespoir.

0 : humeur neutre ;
1 : le patient est peut-être plus découragé ou triste que d'habitude, c'est-à-dire que le patient dit vaguement être plus déprimé que d'habitude ;
2 : le patient exprime plus clairement un vécu subjectif désagréable bien qu'il ne ressente pas encore d'impuissance ou de découragement ;
3 : le patient présente nettement des signes non verbaux de dépression et/ou désespoir ;
4 : lors de l'entretien, les réflexions de découragement et d'impuissance ou leurs composantes non verbales dominent et le patient ne peut en être distrait.

7° **Symptômes somatiques généraux (musculaires)**

Cet item inclut la faiblesse musculaire, la raideur musculaire, la sensibilité musculaire à l'origine de douleurs, touchant les muscles de façon plus ou moins diffuse (par exemple, douleurs maxillo-mandibulaires, douleurs cervicales).

0 : les muscles du patient ne sont ni plus ni moins raides ou sensibles que d'habitude ;

1 : le patient indique que ses muscles sont un peu plus raides ou sensibles que d'habitude ;
2 : les symptômes ont pris un caractère douloureux ;
3 : les douleurs musculaires gênent modérément la vie et le travail quotidiens du patient ;
4 : les douleurs musculaires sont présentes la plupart du temps et perturbent nettement la vie et le travail quotidiens du patient.

8° **Symptômes somatiques généraux (sensoriels)**

Cet item inclut une fatigabilité accrue et une faiblesse à l'origine de perturbations sensorielles fonctionnelles : tintement d'oreilles, vision brouillée, bouffées de chaleur et de froid et sensations de picotement.

0 : pas de perturbation ;
1 : le patient rapporte des sensations gênantes ou des picotements (dans les oreilles, les yeux et la peau) qui sont peut-être plus accentués que d'habitude ;
2 : les sensations gênantes prennent l'aspect de bourdonnement d'oreilles, de troubles visuels, de picotement ou de démangeaisons (paresthésies) au niveau de la peau ;
3 : les symptômes sensoriels généralisés perturbent modérément la vie et le travail quotidiens du patient ;
4 : les symptômes sensoriels généralisés sont présents la plupart du temps et perturbent nettement la vie et le travail quotidiens du patient.

9° **Symptômes cardiovasculaires**

Cet item inclut la tachycardie, les palpitations, l'oppression thoracique, les douleurs dans la poitrine, le battement des vaisseaux, et les sensations syncopales.

0 : pas de troubles ;
1 : présence de signe difficile à affirmer ;
2 : des symptômes cardiovasculaires sont présents mais le patient peut encore les contrôler ;

3 : le patient a de temps en temps des difficultés à contrôler ses symptômes cardiovasculaires qui donc perturbent, modérément, sa vie et son travail quotidiens ;
4 : les symptômes cardiovasculaires sont présents la plupart du temps et perturbent nettement la vie et le travail quotidiens du patient.

10° **Symptômes respiratoires**

Cet item inclut les sensations de poids sur la poitrine ou de constriction de la gorge, la dyspnée à l'origine de sensation d'étouffement et de soupirs.

0 : aucun trouble n'est présent ;
1 : présence de symptômes difficile à affirmer ;
2 : des symptômes respiratoires sont présents mais le patient peut encore les contrôler ;
3 : le patient a de temps en temps des difficultés à contrôler ses symptômes respiratoires qui donc perturbent modérément, sa vie et son travail quotidiens ;
4 : les symptômes respiratoires sont présents la plupart du temps et perturbent nettement la vie et le travail quotidiens du patient.

11° **Symptômes gastro-intestinaux**

Cet item inclut les difficultés pour avaler, la sensation de « creux » à l'estomac, la dyspepsie (gastralgie ou brûlures d'estomac, douleurs abdominales avant ou après les repas, ballonnement, nausées, vomissements), les borborygmes et la diarrhée.

0 : aucun trouble n'est présent ;
1 : la présence de symptômes ou le caractère inhabituel des sensations gastro-intestinales sont difficiles à affirmer ;
2 : au moins un des symptômes gastro-intestinaux cités ci-dessus est présent, mais le patient peut encore contrôler ses symptômes ;
3 : le patient a, par moment, des difficultés à contrôler ses symptômes gastro-intestinaux qui donc perturbent modérément,

sa vie et son travail quotidiens (car tendance à la perte de contrôle de ses intestins) ;
4 : les symptômes gastro-intestinaux sont présents la plupart du temps et perturbent nettement la vie et le travail quotidiens du patient (car perd le contrôle de ses intestins).

12° **Symptômes génito-urinaires**

Cet item inclut des symptômes non organiques ou psychiques tels que des mictions fréquentes ou urgentes, des irrégularités menstruelles, une anorgasmie, une dyspareunie, une éjaculation précoce ou une absence d'érection.

0 : aucun trouble n'est présent ;
1 : la présence d'un trouble ou le caractère inhabituel des sensations génito-urinaires sont difficiles à affirmer ;
2 : au moins un des symptômes génito-urinaires cités ci-dessus est présent, mais il(s) ne gêne(nt) pas la vie et le travail quotidiens du patient ;
3 : le patient présente par moment un ou plusieurs des symptômes génito-urinaires cités ci-dessus a un degré d'intensité tel qu'il(s) perturbe(nt), modérément la vie et le travail quotidiens du patient (car tendance à la perte du contrôle de la miction) ;
4 : les symptômes génito-urinaires sont présents la plupart du temps et perturbent nettement la vie et le travail quotidiens du patient (car perd le contrôle de la miction).

13° **Symptômes du système nerveux autonome**

Cet item inclut la bouche sèche, les accès de pâleur ou de rougeur, la tendance à la sudation et les vertiges.

0 : absence de troubles ;
1 : la présence de troubles est difficile à affirmer ;
2 : au moins un des symptômes du système nerveux autonome, cités ci-dessus, est présent, mais il(s) ne perturbe(nt) pas la vie et le travail quotidiens du patient ;
3 : le patient présente par moment au moins un des symptômes du système nerveux autonome cités ci-dessus et avec un degré

d'intensité tel qu'il(s) perturbe(nt) modérément, la vie et le travail quotidiens du patient ;
4 : les symptômes du système nerveux autonome sont présents la plupart du temps et perturbent nettement la vie et le travail quotidiens du patient.

14° **Comportement lors de l'entretien**

Cet item est basé sur le comportement du patient durant l'entretien. Le patient apparaît-il tendu, nerveux, agité, incapable de rester tranquille, impatient, tremblant, pâle, avec une respiration haletante, ou transpirant ?

A partir de ces éléments d'observation, on fait une estimation globale :

0 : le patient n'apparaît pas anxieux ;
1 : il est difficile d'affirmer que le patient est anxieux ;
2 : le patient est modérément anxieux ;
3 : le patient est nettement anxieux ;
4 : le patient est submergé par l'anxiété, s'agitant et tremblant de tout son corps.

Références

(Voir en fin d'ouvrage)
Hamilton M. [7]
Hamilton M. [26]
Gjerris A. et Coll. [27]
Bech P. et Coll. [8]

Echelle de dépression de Hamilton (HDS) et échelle de mélancolie (MES)

Remarques générales

Cette version allongée de l'échelle de dépression de Hamilton est composée des 17 items originaux de Hamilton et des

11 items de l'échelle de mélancolie de Bech-Rafaelsen, ce qui donne au total 23 items car certains items sont identiques dans les deux échelles.

L'examinateur doit juger l'état du patient au moment de l'entretien lorsqu'il évalue la présence et l'intensité de chaque item. Quelques items sont cependant moins adaptés pour une évaluation au cours de l'entretien, par exemple, les troubles du sommeil. Dans ce cas, il est nécessaire de juger l'état durant les trois jours précédant l'entretien. S'il y a doute, l'examinateur doit rechercher des informations auprès du personnel du service ou des parents.

Bien que selon nous l'ensemble des items sélectionnés recouvre le champ de la symptomatologie dépressive, dans certains cas cependant, un ou plusieurs items peuvent manquer. Dans ces cas, on peut suivre la procédure suivante :

Par exemple, il n'existe aucun item pour les symptômes obsessionnels ou compulsifs parce qu'ils représentent plus un diagnostic qu'une dimension quantitative. D'autre part, si les idées obsessionnelles paraissent relever de la sévérité de l'état dépressif lors de l'évaluation, on essayera de savoir si les obsessions du patient font partie de ses sentiments d'insécurité ou d'appréhension. Dans ce cas, les pensées obsessionnelles pourront être évaluées à l'item N° 10 (anxiété psychique).

Les pensées obsessionnelles peuvent aussi être dues au sentiment d'auto-dépréciation du patient et sont souvent une façon pour le patient d'exprimer des sentiments de culpabilité délirante. Dans ce cas, les pensées obsessionnelles seront cotées à l'item N° 2 (auto-dépréciation et sentiment de culpabilité). De plus, les idées obsessionnelles peuvent faire partie des pensées dépressives qui sont cotées à l'item N° 1 (humeur dépressive) ou à l'item N° 3 (impulsion suicidaire).

Eventuellement, les obsessions ou compulsions peuvent s'appliquer à l'incapacité du patient à prendre des décisions et doivent alors être cotées à l'item N° 21 (ralentissement intellectuel).

L'évaluation se fait à heure fixe, par exemple, entre 8 h et 9 h30 du matin pour éviter l'influence des variations circadiennes.

L'échelle est de nature quantitative ; elle a été construite dans le seul but d'une évaluation de l'état clinique actuel, et ne doit pas être utilisée comme un instrument de diagnostic. Quand l'échelle est appliquée plusieurs fois (toutes les semaines), chaque évaluation reste indépendante. L'examinateur doit donc éviter de regarder ou se remémorer les entretiens précédents et, de même, ne doit pas poser de questions sur des changements qui auraient pu survenir par rapport au dernier entretien ; il doit par contre évaluer l'état du patient durant les trois jours précédents.

Pour les différents items, il est convenu que chaque niveau de l'échelle inclut les niveaux inférieurs, par exemple, un niveau 3 inclut les états des niveaux 2 et 1. Un fonctionnement normal est toujours coté 0.

En général, la cotation sur les cinq niveaux se fait de la façon suivante :

0 : si les symptômes sont absents ;
1 : si les symptômes sont présents et très légers, par exemple lorsqu'il est difficile de dire si l'état du patient est vraiment différent de son état habituel ;
2 : si les symptômes sont manifestement présents, mais à un degré modéré, par exemple lorsqu'ils ne gênent pas le sujet dans sa vie de tous les jours ;
3 : si les symptômes sont marqués, par exemple lorsqu'ils perturbent occasionnellement le sujet dans sa vie de tous les jours ;
4 : si les symptômes sont très marqués et perturbent continuellement la vie du patient.

Le glossaire suivant représente les lignes directrices pour les évaluations de chaque item.

Définitions

1° **Humeur dépressive**

Cet item recouvre à la fois l'expression verbale et non-verbale de tristesse, de dépression, de découragement, d'impuissance et de désespoir :

0 : humeur neutre ;
1 : il est difficile d'affirmer que le patient est plus découragé ou triste que d'habitude. Par exemple, le patient dit vaguement qu'il est plus déprimé que d'habitude ;

2 : le patient exprime plus clairement un vécu subjectif désagréable bien qu'il ne ressente pas encore d'impuissance ou de découragement ;
3 : le patient présente nettement des signes non verbaux de dépression et/ou est par moment submergé par un sentiment d'impuissance ou de désespoir ;
4 : des réflexions de découragement et d'impuissance ou leurs composantes non verbales dominent durant l'entretien, réflexions dont le patient ne peut être distrait.

2° **Auto-dépréciation et sentiment de culpabilité**

Cet item recouvre la baisse de l'estime de soi et les sentiments de culpabilité :

0 : aucune auto-dépréciation ni sentiment de culpabilité ;
1 : il est difficile de dire si les sentiments de culpabilité sont présents car, durant l'épisode actuel de la maladie, le patient reste préoccupé par le sentiment d'avoir été un fardeau pour sa famille ou ses collègues à cause d'une réduction de sa capacité de travail ;
2 : auto-dépréciation ou sentiments de culpabilité plus nettement présents car le patient est préoccupé par des incidents du passé précédent l'épisode actuel. Par exemple, le patient se fait des reproches pour de petites omissions ou fautes, comme d'avoir manqué à son devoir ou avoir fait du tort aux autres ;
3 : le patient souffre d'un sentiment de culpabilité plus sévère. Il peut exprimer qu'il ressent sa souffrance actuelle comme une forme de punition. Coter 3 aussi longtemps que le patient peut se rendre compte du non-fondé de sa vision des choses ;
4 : sentiment de culpabilité inébranlable et résistant à toute argumentation contraire, au point que l'on puisse parler d'idée délirante.

3° **Impulsions suicidaires**

0 : aucune impulsion suicidaire ;
1 : le patient a le sentiment que la vie ne vaut pas la peine d'être vécue mais n'exprime aucune envie de mourir ;

b) le patient est encore malade ou hospitalisé, il s'occupe ou participe plus de 3 ou 4 heures par jour chez lui ou à des activités de l'institution, mais ne peut reprendre son travail habituel que partiellement. Si le patient est hospitalisé, il peut passer du statut d'hospitalisation à plein temps à celui d'hospitalisation de jour ;
3 : le patient est incapable de soutenir son activité habituelle mais participe 3 ou 4 heures par jour aux activités de l'institution. Il semble opportun d'envisager le passage d'un régime d'hospitalisation à plein temps à celui de jour, mais une sortie n'est pas encore possible.
4 : le patient est hospitalisé à plein temps et n'est absolument pas capable de participer aux activités de l'institution.

8° **Ralentissement général**

0 : activité verbale normale, activité motrice normale, mimique adéquate ;
1 : la vitesse d'élocution est peut-être légèrement diminuée et la mimique légèrement figée ;
2 : vitesse d'élocution nettement diminuée, entrecoupée de pauses. Gestualité réduite ;
3 : entretien nettement prolongé du fait de latences trop longues et de réponses laconiques ; tous les mouvements sont très lents ;
4 : il est difficile de mener à bien l'entretien ; ralentissement moteur à la limite de la stupeur, ou stupeur.

9° **Agitation**

0 : activité motrice normale avec mimique adéquate ;
1 : peut-être une légère agitation. Par exemple tendance à changer de position sur son siège ou à se gratter la tête de temps en temps ;
2 : ne tient pas en place ; se tord les mains, n'arrête pas de changer de position sur son siège. Ne peut rester tranquille dans le service, déambule un peu ;
3 : le patient ne peut lors de l'entretien rester assis sur son siège et/ou déambule beaucoup dans le service ;

4 : l'entretien doit se faire à la hâte. Déambulation presque constante. Tire sur ses habits, s'arrache les cheveux.

10° Anxiété psychique

Cet item évalue la tension, l'irritabilité, l'inquiétude, le sentiment d'insécurité, la peur et l'appréhension pouvant approcher l'état de panique. Il peut être parfois difficile de faire la différence entre l'anxiété psychique du patient et l'anxiété physiologique qui peut se manifester par exemple par un tremblement des mains et une sudation. Il faut insister sur ce que rapporte le patient de ses sentiments d'inquiétude, d'insécurité, de doute, de ses expériences de terreur, c'est-à-dire ce qui correspond à l'anxiété psychique.

0 : le patient ne se sent ni plus ni moins en insécurité ou irritable que d'habitude ;
1 : il est difficile de dire si le patient se sent plus en insécurité ou irritable que d'habitude ;
2 : le patient exprime plus nettement un état anxieux ou des sentiments d'appréhension qui lui paraissent difficiles à contrôler. Néanmoins, ceux-ci ne perturbent pas sa vie de tous les jours, car l'inquiétude ne porte encore que sur des problèmes mineurs ;
3 : l'anxiété ou le sentiment d'insécurité sont parfois plus difficiles à contrôler, car l'inquiétude se porte sur d'éventuels blessures graves ou maux qui pourraient survenir dans le futur. Par exemple l'anxiété peut-être vécue comme un état de panique, c'est-à-dire comme une terreur insurmontable. Cet état perturbe quelquefois sa vie de tous les jours ;
4 : le vécu de terreur est présent si fréquemment qu'il perturbe gravement la vie quotidienne du patient.

11° Anxiété somatique

Cet item recouvre tous les phénomènes physiologiques liés à l'anxiété psychique. Toutes les manifestations psychiques doivent être cotées à l'item 10 et non ici.

0 : le patient n'est ni plus ni moins enclin que d'habitude à éprouver des phénomènes somatiques liés à l'anxiété psychique ;
1 : quand le patient éprouve parfois de légères manifestations comme des symptômes abdominaux, des sudations ou des tremblements. Cependant leurs descriptions restent vagues et leurs présences incertaines ;
2 : lorsque le patient éprouve de temps en temps des symptômes abdominaux, des sueurs, des tremblements, etc. Les symptômes et signes sont clairement décrits mais ne sont pas sévères ou invalidants ;
3 : les manifestations physiologiques de l'anxiété sont sévères et quelques fois très inquiétantes ;
4 : les manifestation physiologiques de l'anxiété sont nombreuses, persistantes et souvent invalidantes.

12° **Troubles somatiques gastro-intestinaux**

Les symptômes peuvent provenir de l'ensemble du tractus gastro-intestinal. Sécheresse de la bouche, perte de l'appétit et constipation se rencontrent plus communément que les douleurs et crampes abdominales. Ces symptômes doivent être distingués des symptômes gastro-intestinaux liés à l'anxiété (« avoir l'estomac noué ou troubles du transit intestinal) ainsi que des pensées nihilistes (arrêt du transit intestinal depuis des semaines ou des mois ; atrophie des intestins) qui devront être cotés à l'item 15 (hypocondrie).

0 : aucune plainte gastro-intestinale (ou symptômes inchangés depuis le début de la dépression) ;
1 : mange sans être sollicité par l'équipe soignante ; la quantité de nourriture ingérée est à peu près normale, mais est absorbée sans plaisir (tous les plats ont le même goût et les cigarettes sont sans goût). Parfois constipé ;
2 : prise de nourriture réduite ; le patient doit être encouragé à manger. Est en règle générale nettement constipé. Les laxatifs sont souvent utilisés mais soulagent peu.

13° **Troubles somatiques généraux**

Dominent les sentiments de fatigue et d'épuisement, la perte d'énergie. Mais on retrouve aussi des douleurs musculaires diffuses dans le cou, le dos ou les reins, par exemple une céphalée de tension.

0 : le patient n'est ni plus ni moins fatigué ou gêné par un malaise physique que d'habitude ;
1 : peut-être de très vagues sensations de fatigue musculaire ou autre malaise physique ;
2 : nettement ou constamment fatigué ou épuisé, et/ou gêné par des malaises physiques, par exemple céphalée de tension musculaire.

14° **Intérêt sexuel**

Ce sujet est souvent difficile à aborder, surtout chez les patients âgés. Pour les hommes, poser des questions sur les préoccupations et conduites sexuelles ; pour les femmes, sur leur réceptivité (portant à la fois sur l'acte sexuel et la satisfaction obtenue lors de cet acte).

0 : intérêt et activité sexuels habituels ;
1 : peut-être légère réduction des intérêts sexuels et du plaisir ;
2 : nette perte de l'appétit sexuel. Souvent impuissance fonctionnelle chez l'homme et manque d'intérêt ou dégoût total chez la femme.

15° **Hypocondrie**

Préoccupations à propos de symptômes ou de fonctions (en l'absence de maladie somatique).

0 : le patient n'attache pas plus d'intérêt que d'habitude aux légères sensations physiques rencontrées dans la vie de tous les jours ;
1 : peut-être légèrement plus préoccupé que d'habitude par des symptômes ou fonctions organiques ;
2 : se fait du souci au sujet de sa santé physique. Le patient exprime des idées de maladie organique avec tendance à somatiser le tableau clinique ;
3 : le patient est convaincu de souffrir d'une affection physique qui peut expliquer tous ses symptômes (tumeur cérébrale, cancer digestif, etc.), mais le patient peut être par instant rassuré que cela n'est pas le cas ;

4 : la préoccupation au sujet d'un trouble organique a nettement pris une tournure délirante. Les délires hypocondriaques ont souvent un caractère nihiliste ou sont associés à des sentiments de culpabilité : être pourri de l'intérieur, le corps dévoré par des insectes, les intestins bouchés et le dépérissement ; certains patients pensent que les autres patients sont infestés par leur mauvaise odeur ou infectés par leur syphilis. Le sujet ne peut être ramené à la raison.

16° **Prise de conscience**

Cet item n'a évidemment un sens que si l'observateur est convaincu que le patient présente toujours lors de l'entretien un état dépressif.

0 : le patient admet présenter des symptômes dépressifs ou avoir « une maladie nerveuse » ;
1 : le patient reconnaît toujours être déprimé, mais il lui semble que cela est à mettre sur le compte de conditions comme la malnutrition, le climat, le surmenage, et non sur le compte d'une maladie ;
2 : nie totalement être malade. Les patients délirants ont par définition un défaut de prise de conscience. Les recherches doivent porter sur l'attitude du patient face à sa culpabilité (item 2) ou à son hypocondrie, mais d'autres symptômes délirants doivent aussi être pris en compte.

17° **Perte de poids**

Essayer d'obtenir une évaluation objective; en cas d'impossibilité, évaluer au minimum la perte de poids.

a) Pour la première cotation, cet item recouvre l'ensemble de l'épisode actuel de la maladie :

0 : aucune perte de poids ;
1 : perte de 1 à 2,5 kg ;
2 : perte de poids égale ou supérieure à 3 kg.

b) Pour les évaluations hebdomadaires :

0 : aucune perte de poids ;
1 : perte de 1/2 kg par semaine ;
2 : perte d'un kg ou plus par semaine.

18° **Troubles du sommeil**

Cet item recouvre seulement l'expérience subjective des patients sur la durée de leur sommeil (heures de sommeil par 24 h) et sur la profondeur de leur sommeil (notion de sommeil superficiel, interrompu, profond, régulier). L'évaluation se base sur les trois nuits précédentes, sans tenir compte de la prise ou non d'hypnotiques ou de sédatifs.

0 : durée et profondeur du sommeil habituelles ;
1 : durée du sommeil peut-être légèrement diminuée (par exemple difficulté d'endormissement mais pas de modification de la profondeur du sommeil) ;
2 : la profondeur du sommeil est aussi réduite, sommeil plus superficiel. Sommeil moyennement perturbé dans son ensemble ;
3 : durée et profondeur du sommeil sont très perturbées. Le total des périodes de sommeil entre-coupé représente seulement quelques heures par jour ;
4 : il est difficile d'évaluer la durée du sommeil car le sommeil est si léger que le patient ne décrit que de courtes périodes de somnolence ou d'assoupissement mais pas de vrai sommeil.

19° **Ralentissement moteur**

0 : activité motrice normale, mimique adéquate ;
1 : l'activité motrice est peut-être diminuée. Par exemple, la mimique est peut-être légèrement figée ;
2 : ralentissement moteur plus prononcé (par exemple : gestes réduits, déplacements lents) ;
3 : tous les mouvements sont très lents ;
4 : ralentissement moteur à la limite de la stupeur, ou stupeur.

20° **Ralentissement verbal**

Cet item prend en compte les changements du flux verbal et la capacité à verbaliser les pensées et les émotions.

0 : activité verbale normale ;

1 : activité verbale peut-être diminuée ou ralentissement des échanges verbaux ;

2 : ralentissement plus net des échanges verbaux par tendance notamment à faire de longues pauses ;

3 : entretien nettement prolongé du fait de latences trop longues et de réponses laconiques ;

4 : il est difficile de mener à bien l'entretien.

21° **Ralentissement intellectuel**

Cet item décrit les difficultés de concentration, de prise de décision, dans les problèmes quotidiens, et de mémoire, c'est-à-dire l'affaiblissement des capacités intellectuelles.

0 : le patient n'a ni plus ni moins de difficultés de concentration et/ou de mémoire que d'habitude ;

1 : le patient a peut-être de légères difficultés de concentration et/ou de mémoire ;

2 : même avec un grand effort, le patient a des difficultés pour se concentrer sur son travail quotidien habituel mais cela n'a pas encore de retentissement sur sa vie de tous les jours ;

3 : Difficultés plus prononcées de concentration, de mémoire ou de prise de décisions. Par exemple le patient éprouve des difficultés pour lire un article de journal ou pour regarder du début à la fin une émission télévisée. Coter 3 tant que le manque de concentration ou l'affaiblissement de la mémoire ne perturbent pas nettement l'entretien ;

4 : si le patient durant l'entretien montre des difficultés de concentration et/ou de mémoire, et/ou si le patient ne peut prendre de décisions qu'après un temps de latence considérable.

22° **Emoussement affectif**

Cet item recouvre la réduction des intérêts et du contact affectif avec les autres. La baisse du désir ou de la capacité à communiquer ses propres sentiments et opinions et à partager ses joies et ses peines est habituellement éprouvée par le patient comme quelque chose d'étrange et de pénible.

0 : le patient n'éprouve ni plus ni moins le besoin affectif d'entrer en contact avec les autres personnes ;

1 : le patient a nettement moins envie ou est moins capable que d'habitude d'entrer en relation avec des personnes nouvelles ou peu connues ;
2 : le patient est peut-être émotionnellement plus introverti que d'habitude.
3 : le patient s'isole à un certain degré. Il n'éprouve pas le besoin ou n'est pas capable d'établir de contacts rapprochés avec les gens qu'il rencontre en dehors de chez lui (collègues de travail, autres patients, personnel du service) ;
4 : le patient s'isole aussi des membres de sa famille. Il se sent affectivement indifférent même à ses amis proches et à sa famille.

23° **Fatigue et douleurs**

Cet item recouvre les sentiments d'épuisement, de fatigue, de lassitude, d'accablement et d'endolorissement engendrant de réelles souffrances plus ou moins diffuses dans les muscles ou les viscères. La fatigue musculaire est habituellement localisée aux extrémités. Le patient peut attribuer ses difficultés au travail à la fatigue musculaire, aux sentiments de lassitude ou de pesanteur dans les bras et les jambes. Les douleurs musculaires sont souvent localisées dans le dos, la nuque ou les épaules et sont perçues comme des tensions ou des maux de tête. Les sensations de vide, d'accablement, de pesanteur se traduisent en s'accentuant en des douleurs localisées à des organes, par exemple, des oppressions thoraciques (différentes des douleurs angineuses), des douleurs abdominales, des céphalées (céphalées de tension). Il est souvent difficile de faire la différence entre douleur « physique » et « psychique ». Bien relever les douleurs « psychiques » vagues.

0 : le patient ne se sent ni plus fatigué, ni plus mal à l'aise que d'habitude ;
1 : peut-être de très vagues sensations de fatigue musculaire ou de malaise physique ;
2 : sensations de fatigue musculaire ou de malaise physique plus prononcées. Sensations douloureuses transitoires, par exemple céphalée de tension musculaire, mais ne perturbant pas encore la vie quotidienne du patient ;

3 : fatigue musculaire ou douleurs diffuses suffisamment nettes pour perturber par moment la vie quotidienne du patient ;
4 : fatigue musculaire et douleurs diffuses entraînant en permanence une souffrance importante du patient, ce qui perturbe sévèrement sa vie quotidienne.

RÉFÉRENCES
(voir en fin d'ouvrage)

HAMILTON M. [28]
BECH P. et al. [17]
BECH P., RAFAELSEN O.J. [29]
BECH P. [5]
BECH P. et al. [30].

Echelle de manie de Bech et Rafaelsen (Mania Scale) (MAS)

Remarques générales

L'échelle de manie est composée de 11 items. L'examinateur, doit juger l'état du patient au moment de l'entretien lorsqu'il évalue la présence et l'intensité de chaque item. Quelques items sont cependant moins adaptés pour une évaluation au cours de l'entretien, par exemple, les troubles du sommeil. Dans ce cas, il est nécessaire de juger l'état durant les trois jours précédant l'entretien. S'il y a doute, l'examinateur doit rechercher des informations auprès du personnel du service ou des proches.

La durée de l'entretien ne doit pas être inférieure à 15 minutes et dépasser 30 minutes. En principe, la technique de l'entretien n'est pas différente d'un entretien clinique habituel. Aucune pression n'est exercée sur le patient qui doit autant que possible pouvoir expliquer son état avec ses propres mots. L'examinateur doit rester indifférent aux pauses spontanées qui font partie intégrante de l'observation.

L'évaluation doit se faire à heure fixe, par exemple, entre 8 h et 9 h 30 du matin pour éviter l'influence des variations circadiennes.

L'échelle est de nature quantitative ; elle a été construite dans le seul but d'une évaluation de l'état clinique actuel, et ne doit pas être utilisée comme un instrument de diagnostic. Quand l'échelle est appliquée plusieurs fois (toutes les semaines), chaque évaluation reste indépendante. L'examinateur doit donc éviter de regarder ou de se remémorer les entretiens précédents ; de même, il ne doit pas poser de questions sur des changements qui ont pu survenir par rapport au dernier entretien ; il doit par contre évaluer l'état du patient durant les trois jours précédents.

Pour les différents items, il est convenu que chaque niveau de l'échelle inclut les niveaux inférieurs, par exemple, un niveau 3 inclut les états des niveaux 2 et 1. Un fonctionnement normal est toujours coté 0.

Le glossaire suivant représente un guide pour les évaluations.

Définitions

1° **Activité motrice**

0 : activité motrice normale, mimique adéquate ;
1 : l'activité motrice est peut-être légèrement augmentée, par exemple mimique hyper-expressive ;
2 : augmentation modérée de l'activité motrice, par exemple expressivité gestuelle ;
3 : activité motrice excessive, en mouvement la plupart du temps. Se lève une ou plusieurs fois lors de l'entretien ;
4 : est constamment actif, énergique, ne peut rester en place. Même si on le lui impose, le patient ne peut rester assis tranquille.

2° **Activité verbale**

0 : activité verbale normale ;
1 : un peu bavard ;
2 : très bavard, absence de pauses spontanées au cours de la conversation ;
3 : il est difficile d'interrompre le discours du patient ;

4 : il est impossible d'interrompre le patient qui monopolise totalement la conversation.

3° **Fuite des idées**

0 : discours cohérent, aucune fuite des idées ;
1 : descriptions, explications et idéation un peu vives sans perte du fil conducteur du sujet. Le discours reste donc encore cohérent ;
2 : de temps en temps, le patient éprouve des difficultés à garder le fil du sujet du fait de la survenue de coq-à-l'âne (fréquentes rimes, onomatopées, jeux de mots, morceaux de poèmes ou chants) ;
3 : le fil conducteur de la pensée est régulièrement interrompu par la survenue de coq-à-l'âne ;
4 : il est difficile, voire impossible, de suivre le fil de la pensée du patient qui passe constamment du coq-à-l'âne.

4° **Volume de la voix**

0 : intensité normale de la voix ;
1 : parle un peu fort sans être pour autant bruyant ;
2 : voix audible à distance et un peu bruyante ;
3 : vocifère, voix audible de très loin, sujet bruyant ; chante ;
4 : crie, hurle ; ou utilise d'autres moyens pour faire du bruit s'il est enroué.

5° **Hostilité, destructivité**

0 : aucun signe d'impatience ou d'hostilité ;
1 : légèrement impatient ou irritable, mais continue à se contrôler ;
2 : très impatient ou irritable. Ne supporte pas la contradiction ;
3 : provoquant, menaçant, mais peut être calmé ;
4 : violence manifeste. Violence physique.

6° **Humeur (sentiment de bien-être)**

0 : humeur neutre ;

1 : l'humeur est peut-être légèrement exaltée, optimisme, mais encore adaptée à la situation ;

2 : exaltation modérée de l'humeur, le sujet blague ou rit ;

3 : exaltation marquée de l'humeur, exhubérance aussi bien dans le comportement que le discours ;

4 : exaltation extrême, tout à fait inadaptée à la situation.

7° **Estime de soi**

0 : estime de soi normale ;

1 : l'estime de soi est peut-être légèrement augmentée, par exemple surestime de temps en temps ses capacités ;

2 : estime de soi légèrement augmentée, par exemple surestime fréquemment ses capacités ou se vante de performances inhabituelles ;

3 : idées manifestement irréalistes, par exemple pense qu'il possède des qualités extraordinaires, pouvoir ou savoir (scientifique, religieux), mais le sujet peut par instant être ramené à la raison ;

4 : idées de grandeur insensibles à la critique.

8° **Contact (familiarité)**

0 : contact normal ;

1 : peut-être un peu familier, par exemple se mêle de ce qui ne le regarde pas, ou légèrement intrusif ;

2 : légèrement familier et raisonneur ;

3 : dominateur veut tout organiser, tout diriger mais de façon encore adaptée à l'entourage ;

4 : extrêmement dominateur et manipulateur, non adapté à l'entourage ;

9° **Sommeil** *(moyenne des 3 dernières nuits)*

0 : longueur de sommeil habituelle ;
1 : longueur de sommeil réduite de 25 %,
2 : longueur de sommeil réduite de 50 %,
3 : longueur de sommeil réduite de 75 %,
4 : insomnie totale.

10° **Intérêt sexuel**

0 : désir ou activité sexuels habituels ;
1 : l'appétit et l'activité sexuels sont peut-être légèrement augmentés, par exemple tendance séductrice ;
2 : augmentation modérée du désir et de l'activité sexuels, par exemple attitude nettement séductrice.
3 : désir et activité sexuels très marqués. Très séducteur. S'habille de façon provocante ;
4 : entièrement centré sur la sexualité de manière inappropriée.

11° **Activité (travail)**

a) *Pour une première cotation du patient*

0 : activité habituelle au travail ;
1 : la cadence est peut-être légèrement augmentée, mais la qualité du travail décline légèrement du fait de motivations instables et d'une légère distractivité ;
2 : cadence augmentée, mais ses motivations sont nettement instables. Le patient éprouve des difficultés pour juger la qualité de son travail, d'où une qualité de travail en baisse. Se dispute souvent au travail ;
3 : capacité de travail nettement réduite et de temps en temps le patient est débordé. Il a dû cesser son travail et a été porté malade. Si le patient est déjà hospitalisé, il ne peut participer que quelques heures par jour à des activités institutionnelles.
4 : le patient est (ou doit être) hospitalisé et ne peut participer aux activités institutionnelles.

b) *Pour les évaluations hebdomadaires*

0 : a) le patient effectue son travail à son niveau d'activité habituel ;

b) le patient n'éprouve pas de difficultés à effectuer son travail habituel ;

1 : a) le patient travaille mais son effort est légèrement réduit du fait de l'instabilité de ses motivations ;

b) il est difficile de dire si le patient peut effectuer son travail habituel à son meilleur niveau du fait de sa distraction et de l'instabilité de ses motivations ;

2 : a) le patient travaille à un niveau nettement réduit, par exemple du fait d'absences ;

b) le patient est encore hospitalisé ou porté malade. Il n'est capable d'effectuer un travail que si des dispositions particulières sont prises, par exemple surveillance étroite ou horaires réduits ;

3 : le patient est encore hospitalisé ou porté malade et est incapable d'effectuer un travail. Ne participe que quelques heures par jour aux activités institutionnelles de l'hôpital.

4 : le patient reste encore hospitalisé à plein temps et en général est incapable de participer aux activités institutionnelles.

RÉFÉRENCES
(voir en fin d'ouvrage)

BECH P. et al. [31]
BECH P. et al. [9].

4. Echelle abrégée d'appréciation psychiatrique (BPRS, Brief Psychiatric Rating Scale)

Remarques générales

L'échelle est composée de 18 items. L'examinateur doit juger l'état du patient au moment de l'entretien lorsqu'il évalue la présence et l'intensité de chaque item. Cependant les six items ci-dessous doivent être évalués sur la base de l'état présenté durant les trois jours précédents : 2 (anxiété psychique), 10 (hostilité), 11 (méfiance), 12 (comportement hallucinatoire), 15 (pensées inhabituelles) et 16 (émoussement affectif ou affects inappropriés). S'il y a doute, l'examinateur doit rechercher des informations auprès du personnel du service ou des proches.

La durée de l'entretien ne doit pas être inférieure à 15 minutes et ne pas dépasser 30 minutes. En principe, la technique de l'entretien n'est pas différente d'un entretien clinique habituel. Aucune pression ne sera exercée sur le patient qui doit autant que possible pouvoir expliquer son état avec ses propres mots. L'examinateur doit rester indifférent aux pauses spontanées qui font partie intégrante de l'observation.

L'évaluation doit se faire à heure fixe, par exemple, entre 8 h et 9 h 30 du matin pour éviter l'influence des variations circadiennes.

L'échelle est de nature quantitative ; elle a été construite dans le seul but d'une évaluation de l'état clinique actuel, et ne doit pas être utilisée comme un instrument de diagnostic. Quand l'échelle est appliquée plusieurs fois (toutes les semaines), chaque évaluation reste indépendante. L'examinateur doit donc éviter de regarder ou se remémorer les entretients précédents ; de même, il ne doit pas poser de questions sur des changements qui auraient pu survenir par rapport au dernier entretien ; il doit par contre évaluer l'état du patient durant les trois jours précédents.

Pour les différents items, il est convenu que chaque niveau de l'échelle inclut les niveaux inférieurs, par exemple, un niveau 3 inclut les états des niveaux 2 et 1. Un fonctionnement normal est toujours coté 0.

Le glossaire suivant représente les lignes directrices pour les évaluations.

Définitions

1° **Préoccupations somatiques**

Cet item comprend l'hypocondrie. Les niveaux 1 et 2 de l'échelle s'appliquent à une hypocondrie non délirante et les niveaux 3 et 4 à une hypocondrie délirante.

0 : préoccupation normale sur la santé physique ;
1 : peut-être un léger degré de préoccupation excessive en ce qui concerne la santé ;
2 : le patient pense qu'il a une maladie organique (par exemple cancer ou maladie cardiaque), mais ne présente pas d'interprétations délirantes ;
3 : les plaintes sont bizarres (par exemple putréfaction de l'intérieur du corps), mais le patient peut être momentanément rassuré ;
4 : est convaincu par exemple que ses organes pourrissent ou sont manquants, ou que des vers lui mangent le cerveau. Ne peut pas être rassuré même momentanément que cela n'est pas vrai.

2° **Anxiété psychique**

Cet item évalue la tension, l'irritabilité, l'inquiétude, le sentiment d'insécurité, la peur et l'appréhension pouvant approcher l'état de panique. Il peut être parfois difficile de faire la différence entre l'expérience du patient d'anxiété psychique et d'anxiété physiologique pouvant s'objectiver, par exemple, par un tremblement des mains et une sudation. Il faut insister sur ce que rapporte le patient de ses sentiments d'inquiétude, d'insécurité, de doute, ses expériences de terreur, c'est-à-dire correspondant à l'anxiété psychique.

0 : le patient ne se sent ni plus ni moins en insécurité ou irritable que d'habitude ;
1 : il est difficile de dire si le patient se sent plus en insécurité ou irritable que d'habitude.
2 : le patient exprime plus nettement être anxieux ou avoir des sentiments d'appréhension qui lui paraissent difficiles à

contrôler. Néanmoins, ceux-ci ne perturbent pas sa vie de tous les jours, car l'inquiétude ne porte encore que sur des problèmes mineurs ;
3 : l'anxiété ou le sentiment d'insécurité sont parfois plus difficiles à contrôler, car l'inquiétude se porte sur d'éventuels blessures graves ou maux qui pourraient toucher le sujet dans le futur. Par exemple, l'anxiété peut-être vécue comme un état de panique, c'est-à-dire comme une terreur insurmontable. Cet état perturbe quelquefois sa vie de tous les jours ;
4 : le vécu de terreur est présent si fréquemment qu'il perturbe gravement la vie quotidienne du patient.

3° **Retrait affectif**

Cet item évalue l'expérience subjective de l'examinateur sur la qualité du contact affectif du patient lors de l'entretien. L'item 16 quant à lui évalue rétrospectivement le degré du contact affectif que le sujet a pu avoir durant les trois jours précédents l'entretien.

0 : contact affectif normal ;
1 : peut-être un peu de froideur affective ;
2 : réactions émotionnelles réduites, par exemple contact visuel médiocre ;
3 : réactions émotionnelles plus réduites, par exemple contact visuel par moment inadapté ;
4 : quand le contact affectif est fortement réduit ou presque absent, par exemple évitement du regard.

4° **Désorganisation conceptuelle**

Cet item recouvre les troubles du cours de la pensée, allant du discours flou à une complète désorganisation conceptuelle du langage.

0 : pas de désorganisation conceptuelle ;
1 : la pensée est caractérisée par un certain flou, mais le discours n'est pas grammaticalement incorrect ;
2 : trouble modéré de la pensée. Les mots peuvent être assemblés sous une forme grammaticalement incorrecte et sont

utilisés de façon idiosyncrasique (« partibus pedibus ») ou bien le discours semble n'apporter aucune information ;
3 : désorganisation conceptuelle marquée. Parfois le patient est difficile à comprendre, des néologismes ou des barrages peuvent apparaître ;
4 : désorganisation conceptuelle sévère. Seulement quelques fragments isolés du discours sont compréhensibles.

5° **Auto-dépréciation et sentiment de culpabilité**

Cet item recouvre la baisse de l'estime de soi.

0 : aucune auto-dépréciation ni sentiment de culpabilité ;
1 : légère auto-dépréciation, le patient a le sentiment d'avoir été un fardeau pour sa famille ou à son travail à cause d'une réduction de sa capacité de travail ces derniers jours ;
2 : auto-dépréciation ou sentiments de culpabilité plus franchement présents. Il est important de remarquer si le patient se fait des reproches irraisonnables pour de petites fautes ou omissions, par exemple avoir manqué à son devoir ou fait du tort aux autres. De telles auto-accusations sont souvent focalisées sur des incidents du passé précédant l'épisode actuel ;
3 : le patient souffre d'un profond sentiment de culpabilité. Il exprime souvent que sa souffrance actuelle est une forme de punition. Coter 3 aussi longtemps que le patient peut se rendre compte du non fondé de sa vision des choses ;
4 : le sentiment de culpabilité est inébranlable et résiste à toute argumentation contraire au point que l'on puisse parler d'idée délirante.

6° **Tension** *(anxiété somatique)*

Cet item recouvre les phénomènes physiologiques liés à l'anxiété que le sujet peut présenter lors de l'entretien. L'anxiété psychique doit être cotée à l'item 2 et non ici.

0 : lorsque le patient est enclin à des symptômes d'anxiété ni plus ni moins normaux ;
1 : quand le patient éprouve parfois de légères manifestations comme des symptômes abdominaux, des sudations ou des

tremblements. Cependant leurs descriptions restent vagues et leurs présences incertaines ;
2 : lorsque le patient de temps en temps éprouve des symptômes abdominaux, des sueurs, des tremblements, etc. Les symptômes et signes sont clairement décrits mais ne sont ni sévères ni invalidants ;
3 : les manifestations physiologiques de l'anxiété sont sévères et quelques fois très inquiétantes ;
4 : les manifestations physiologiques de l'anxiété sont nombreuses, persistantes et souvent invalidantes.

7° **Maniérisme et attitude**

Cet item recouvre divers degrés de comportement moteur bizarre allant d'une certaine excentricité dans la posture jusqu'à l'agitation catatonique sévère.

0 : Pas de troubles ;
1 : peut-être présence d'un léger trouble ;
2 : présence d'un trouble moyen durant la majeure partie de l'entretien ;
3 : trouble sévère. Perturbation motrice permanente pouvant être interrompue ;
4 : perturbation permanente et incontrôlée. Entretien difficile.

8° **Mégalomanie**

Cet item recouvre tous les degrés de la surestimation de soi, allant d'une satisfaction de soi exagérée ou suffisance à la folie des grandeurs.

0 : estime de soi normale ;
1 : l'estime de soi est peut-être légèrement augmentée, par exemple surestime parfois ses capacités ;
2 : estime de soi moyennement augmentée, par exemple surestime plus fréquemment ses capacités ou se vante de performances inhabituelles.
3 : idées franchement irréalistes, par exemple déclare posséder des capacités, des pouvoirs ou des connaissances extraordinaires (scientifiques, religieuses, etc.), mais qui peuvent être infléchies par moments ;
4 : idées de grandeurs irréductibles.

9° Tendance dépressive

Cet item recouvre à la fois les expressions verbales et non verbales de tristesse, de dépression, de découragement, d'impuissance et de désespoir.

0 : humeur neutre ;

1 : le patient exprime vaguement qu'il est plus découragé et déprimé que d'habitude ;

2 : quand le patient vit nettement des expériences déplaisantes ; néanmoins, il n'éprouve encore ni impuissance, ni désespoir ;

3 : le patient montre de façon nette des signes non-verbaux de dépression et/ou se sent écrasé de temps en temps par l'impuissance ou le désespoir ;

4 : les propos de découragement et d'impuissance du patient ou leurs expressions non verbales sont si prononcés que rien ne peut le détourner de ses pensées pendant l'entretien.

10° Hostilité

Cet item correspond aux propos et actions hostiles du patient à l'encontre de personnes non présentes lors de l'entretien. Cet item est une *évaluation rétrospective basée sur les trois jours précédents*. On fera bien la différence avec l'item 14 (non-coopération) qui tient compte du respect des règles de l'entretien.

0 : aucun signe d'impatience, d'irritabilité, de critique ou d'hostilité ;

1 : a été légèrement impatient ou irritable mais le patient a pu se contrôler ;

2 : a été moyennement impatient ou irritable mais ses provocations sont restées tolérables ;

3 : a été verbalement hostile, a fait des menaces et était près d'un passage à l'acte, mais a pu encore être calmé ;

4 : extrêmement hostile, violence physique ouverte manifeste. Agression physique sur autrui.

11° **Méfiance**

Cet item recouvre la méfiance, la dissimulation ou la tendance à l'interprétation allant d'un net manque de confiance dans les autres jusqu'aux délires aigus de persécution.

0 : pas de méfiance ;
1 : vagues idées de référence. A tendance à croire que les gens parlent ou rient de lui. Cependant le sujet peut être rassuré, c'est pourquoi il est difficile d'affirmer qu'il existe des idées de référence ou délirantes ;
2 : idées de référence avec délire flou, non systématisé de persécution. Quelqu'un semble avoir de mauvaises intentions à son encontre. La télévision et les journaux s'adressent à lui. Mais il existe encore une certaine critique face à ces expériences.
3 : délire avec début de systématisation. Il est difficile de rassurer le sujet ;
4 : délire paranoïaque systématisé de persécution en poussée.

12° **Comportement hallucinatoire**

Cet item évalue les perceptions sensorielles sans objets extérieurs. Les phases hallucinatoires doivent être présentes depuis trois jours, et, à l'exception des hallunications hypnagogiques, ne doivent pas survenir lors d'altération de la conscience (delirium).

0 : pas d'hallucination ;
1 : suspicion de légères expériences d'hallucinations hypnagogiques ou d'hallucinations élémentaires isolées (entend des bruits, voit des lumières) ;
2 : hallunications complexes occasionnelles (entend des voix, voit des formes) ne perturbant pas le comportement ;
3 : hallucinations occasionnelles perturbant le comportement ;
4 : pratiquement en permanence absorbé par son vécu hallucinatoire.

13° **Ralentissement psycho-moteur**

Cet item évalue la baisse de l'activité psycho-motrice incluant aussi bien la rapidité des associations d'idées que la capacité à verbaliser les pensées. Les symptômes de ralentissement moteur englobent la posture, la gestualité et l'expression faciale.

0 : activités verbale et motrice normales avec mimique adéquate ;
1 : le flux verbal et la mimique sont peut-être légèrement diminués ;
2 : flux verbal manifestement réduit avec présence de pauses. Gestualité réduite et marche ralentie ;
3 : l'entretien est nettement prolongé du fait de longs temps de latence des réponses et des réponses laconiques. Tous les mouvements sont très lents ;
4 : l'entretien ne peut être mené à bout. Ralentissement moteur à la limite de la stupeur ou stupeur.

14° **Non-coopération**

Cet item évalue l'attitude du patient et ses réponses vis-à-vis de l'examinateur et de la situation d'entretien. Cet item diffère de l'item 10 (hostilité) qui lui s'applique à évaluer l'incoopération du sujet vis-à-vis d'autres personnes que celles de l'entretien durant les trois jours précédents.

0 : attitude naturelle de coopération ;
1 : trop conventionnel et réserve lors de l'entretien. Réponses un peu laconiques dans la situation de l'entretien ;
2 : réticence modérée. Réponses évasives ou proteste à certaines questions. Attitude hostile marquée envers l'examinateur ;
3 : réticence prononcée. Répond à côté ou refuse de répondre. Attitude hostile ouverte. On ne peut mener à bien l'entretien.
4 : entretien impossible. Le patient refuse de participer à l'entretien.

15° **Pensées inhabituelles**

Cet item s'applique au contenu de la pensée et non à l'organisation du langage qui doit être cotée à l'item 4 (désorganisation conceptuelle). L'item se réfère au contenu de la pensée allant d'idées surinvesties aux divers degrés d'idées délirantes. A noter que les idées mégalomaniaques doivent être cotées à l'item 8 (mégalomanie), les culpabilités délirantes à l'item 5 (sentiment de culpabilité) et les délires de persécution à l'item 11 (méfiance). Les idées délirantes auxquelles on s'attache plus particulièrement ici sont les idées délirantes de contrôle, d'influence ou de dépersonnalisation, de jalousie morbide, sexuelles, expansives ou religieuses. Evaluer seulement le degré des contenus de pensée inhabituelle exprimés, la signification qu'ils peuvent avoir dans l'esprit du patient ou leur influence sur le comportement.

0 : absent ;
1 : peut-être présente à un léger degré (par exemple idées surinvesties) ;
2 : présence à un degré moyen (par exemple quelques expériences délirantes mais restant critiquées) ;
3 : le délire infiltre la plupart des contenus de pensée et par moment influence le comportement ;
4 : délire envahissant infiltrant les contenus de pensée et déterminant le comportement ;

16° **Emoussement affectif ou affects inappropriés**

Cet item recouvre la baisse de la capacité ou des motivations à sentir ou exprimer des émotions normales comme la peine, la joie et la colère. Les émotions verbalement ou non verbalement exprimées sont apparemment inappropriées à la situation ou aux contenus de la pensée. Cet item évalue donc le retrait émotionnel vis-à-vis des autres personnes sur la base des trois jours précédents.

Ne pas confondre avec l'item 3 (retrait émotionnel) qui lui se réfère à l'expérience subjective de l'examinateur sur la qualité du contact affectif du patient lors de l'entretien.

0 : réactions émotionnelles appropriées et participation ;
1 : rares réactions émotionnelles ou réactions peut-être inappropriées, par exemple moins de désir ou de capacité à rester avec une personne nouvelle ou peu connue ;
2 : apparemment sans affects. Aucun désir ou capacité à établir des contacts proches avec les gens que le patient rencontre en dehors de chez lui (collègues de travail, autres patients, personnel du service).
3 : Emotionnellement indifférent et apathique même envers ses amis proches et sa famille ;

4 : Emotionnellement mort ou exprime des affects très inappropriés à la situation ou aux contenus de sa pensée. Isolement affectif total. Est incapable de ressentir quelque chose à travers les contacts humains.

17° **Excitation**

Cet item évalue le niveau d'activité psycho-motrice.

0 : activité psycho-motrice normale. Mimique adéquate et activité verbale normale ;
1 : peut-être une légère augmentation de l'activité motrice, par exemple hyperexpressivité faciale ou un peu bavard ;
2 : augmentation modérée de l'activité motrice, par exemple gesticule ou est très bavard ou parle fort ;
3 : activité motrice manifestement excessive, bouge la plupart du temps. Se lève une ou plusieurs fois durant l'entretien. Fuite des idées. Difficile à comprendre.
4 : énergique, constamment en activité, ne peut rester en place. Langage destructuré.

18° **Désorientation et confusion**

Cet item évalue le degré d'obnubilation de la conscience associé à un déficit ou un manque dans l'orientation temporelle, spatiale et dans l'histoire personnelle du sujet.

0 : le patient se situe parfaitement dans le temps, l'espace et dans son histoire personnelle ;
1 : le patient éprouve parfois des difficultés, mais peut spontanément corriger ses erreurs d'orientation dans le temps, l'espace ou dans son histoire personnelle ;
2 : le patient fait des erreurs qu'il ne peut spontanément corriger, par exemple ne peut dire le jour de la semaine ou la date mais connaît encore le mois et l'année exacts, et/ou présente des difficultés d'orientation spatiale mais peut encore se repérer dans le service (ou chez lui), et/ou éprouve des difficultés à se remémorer les noms mais connaît encore son nom.
3 : le patient est très désorienté. Par exemple ne connaît pas le mois ni l'année corrects, mais connaît encore la saison, et/

ou présente des difficultés à trouver le chemin des toilettes et de son lit sans aide, et/ou se rappelle de son nom seulement si on l'aide un peu ;
4 : complète désorientation dans le temps et/ou dans l'espace et/ou dans son histoire personnelle.

Références

Overall J.E., Gorham D.R. [10]
Kastrup M., Bech P. [32]

NDT : La traduction française de la version originale de la BPRS est publiée et distribuée depuis 1967 par les Editions du Centre de Psychologie Appliquée, 48 avenue Victor Hugo, 75783 Paris Cedex 16. Cette version a fait l'objet de nombreuses publications, en particulier : Pichot P., Overall J.E., Samuel-Lajeunesse B., Dreyfus J.F. — Structure factorielle de l'échelle abrégée d'appréciation psychiatrique (BPRS). *Rev. Psychol. appl.*, 1969, *19*, 217-232.

Remerciements. — Nous remercions la Fondation Lundbeck qui a contribué grandement à la publication de cet ouvrage.

bibliographie

[1] LIKERT R. — A technique for the measurement of attitudes. *Arch Psychol* 1932, *140 :* 1-55.

[2] RASCH G. — *Probalistic models for some intelligence and attainment tests.* Copenhagen : Danish Institute for Educational Research, 1960. (Reprinted : Chicago : University of Chicago Press, 1980).

[3] HAMILTON M. — A Rating scale for depression. *J. Neurol Neurosurg Psychiat* 1960, *23,* 56-62.

[4] BECH P., ALLERUP P., GRAM L.-F. et al. — The Hamilton Depression Scale. Evaluation of objectivity using logistic models. *Acta Psychiatr Scand* 1981, *63,* 290-299.

[5] BECH P. — Rating scales for affective disorders. Their validity and consistency. *Acta Psychiatr Scand* 1981, Suppl. 295, *64 :* 1-101.

[6] MAIER W., PHILIPP M. — Comparative analysis of observer depression scales. *Acta Psychiatr Scand* 1985, *72,* 239-245.

[7] HAMILTON M. — The assessment of anxiety states by rating. *Br J Med Psychol* 1959, *32 :* 50-55.

[8] BECH P., GROSBY H., HUSUM B., RAFAELSEN L. — Generalized anxiety or depression measured by the Hamilton Anxiety Scale and the Melancholia Scale in patients before and after cardiac surgery. *Psychopathology* 1984, *17 :* 253-263.

[9] BECH P., BOLWIG T.G., KRAMP P., RAFAELSEN O.J. — The Bech-Rafaelsen Mania Scale and the Hamilton Depression Scale. *Acta Psychiatr Scand* 1979, *59 :* 420-430.

[10] OVERALL J.E., GORMAN D.R. — The Brief Psychiatric Rating Scale. *Psychol Rep* 1962, *10 :* 799-812.

[11] ANDERSEN J., LARSEN J.K., BJØRUM N. — *The modified BPRS : Interobserver reliability and validity. Paper presented at Nordisk Psykiaterkongres,* Odense, 1985.

[12] HAMILTON M. — The effect of treatment of the melancholias (depressions). *Br J Psychiat* 1982, *140 :* 223-230.

[13] BECH P., ALLERUP P., REISBY N., GRAM L.F. — Assessment of symptom change from improvement curves on the Hamilton Depression Scale in trials with antidepressants. *Psychopharmacology* 1984, *84 :* 276-281.

[14] GUILFORD J.P. — *Psychometric methods.* New York : Mc Graw Hill, 1954.

[15] BECH P., HAABER A., JOYCE C.R.B. — DUAG ; *Observation and judgement in psychiatry : Profiled videotapes and judgment analysis in the assessment of depression* (submitted).

[16] ZEALLY A.K., AITKEN R.C.B. — Measurement of mood. *Proc Roy Soc Med* 1969, *62 :* 993-996.

[17] Bech P., Gram L.F., Dein E., Jacobsen O., Vitger J., Bolwig T.G. — Quantitative rating of depressive states. *Acta Psychiatr Scand* 1975, *51 :* 161-170.

[18] Huskisson E.C. — Measurement of pain. *Lancet* 1974, *11 :* 1127-1131.

[19] Singh A.C., Bilsbury C.D. — *Estimating levels of subjectively experienced states on Discan scales.* Technical Report. Canada : Memorial University of Newfoundland, 1984.

[20] Bech P., Gastpar M., Morozov P.V. — Clinical assessment scales for biological psychiatry to be used in WHO studies. *Progr Neuro-Psychopharmacology & Biological Psychiatry* 1984, *8 :* 190-196.

[21] American Psychiatric Association. — *Diagnostic and Statistical Manual of Mental Disorders.* 3rd ed. Washington, DC : American Psychiatric Association, 1980.

[22] World Health Organization. — *Mental disorders : Glossary and guide to their classification in accordance with the Ninth Revision of the International Classification of Diseases.* Geneva : World Health Organization, 1978.

[23] Guy M. — *Early clinical drug evaluation* (ECDEU) *assessment manual for psychopharmacology.* Publication No 76-338. Rockville : National Institute of Mental Health, 1976.

[24] Collegium Internationale Psychiatriae Scalarum (CIPS). — *Internationale Skalen für Psychiatrie.* Weinheim : Beltz Test Gesellschaft, 1981.

[25] Israël L., Kozarevic D., Sartorius N. — *Source book of geriatric assessment.* Basel : Karger, 1984.

[26] Hamilton M. — Diagnosis and rating of anxiety. *Br J Psychiat* 1969 (special publication) : 76-79.

[27] Gjerris A., Bech P., Bøjholm S. et al. — The Hamilton Anxiety Scale. *J Affect Dis* 1983, *5 :* 163-170.

[28] Hamilton M. — Development of a rating scale for primary depressive illness. *Br J soc clin Psychol* 1967, *6 :* 278-296.

[29] Bech P., Rafaelsen O.J. — The use of rating scales exemplified by a comparison of the Hamilton and the Bech-Rafaelsen melancholia scale. *Acta Psychiatr Scand* 1980, *62 (suppl. 285) :* 128-131.

[30] Bech P., Gjerris A., Andersen J. et al. — The Melancholia scale and the Newcastle scales. Item-combinations and inter-observer reliability. *Br J Psychiat* 1983, *143 :* 48-63.

[31] Bech P., Rafaelsen O.J., Kramp P., Bolwig T.G. — The mania rating scale : Scale construction and inter-observer agreement. *Neuropharmacology* 1978, *17 :* 430-431.

[32] Kastrup M., Bech P. — *Rating scales for schizophrenic states. Schizophrenia Bulletin* 1985.

Masson Editeur
120, bd Saint-Germain
75280 Paris Cedex 06
Dépôt légal : février 1989

Imprimerie Laballery
58500 Clamecy
Dépôt légal : janvier 1989
Numéro d'imprimeur : 810052